U0658821

认知障碍诊疗中心
工作手册

主　编｜唐　毅

副主编｜章军建　王延江　刘　军　彭国平
　　　　张　楠　李　阳　邱琼琼

人民卫生出版社
·北京·

图书在版编目（CIP）数据

认知障碍诊疗中心工作手册 / 唐毅主编. — 北京 ：人民卫生出版社，2025. 4. — ISBN 978-7-117-37831-4

Ⅰ. R749. 1-62

中国国家版本馆 CIP 数据核字第 20254BR456 号

| 人卫智网 | www.ipmph.com | 医学教育、学术、考试、健康，购书智慧智能综合服务平台 |
| 人卫官网 | www.pmph.com | 人卫官方资讯发布平台 |

认知障碍诊疗中心工作手册
Renzhi Zhang'ai Zhenliao Zhongxin Gongzuo Shouce

主　　编：唐　毅
出版发行：人民卫生出版社（中继线 010-59780011）
地　　址：北京市朝阳区潘家园南里 19 号
邮　　编：100021
E - mail：pmph @ pmph.com
购书热线：010-59787592　010-59787584　010-65264830
印　　刷：天津画中画印刷有限公司
经　　销：新华书店
开　　本：710×1000　1/16　　印张：14.5
字　　数：222 千字
版　　次：2025 年 4 月第 1 版
印　　次：2025 年 7 月第 1 次印刷
标准书号：ISBN 978-7-117-37831-4
定　　价：59.00 元

打击盗版举报电话：010-59787491　E-mail：WQ @ pmph.com
质量问题联系电话：010-59787234　E-mail：zhiliang @ pmph.com
数字融合服务电话：4001118166　　E-mail：zengzhi @ pmph.com

编委 (按姓氏笔画排序)

卜先乐　陆军军医大学大坪医院

马晓伟　河北医科大学第一医院

王　刚　上海交通大学医学院附属仁济医院

王　晶　上海市精神卫生中心

王　颖　兰州大学第一医院

王　瑾　西安交通大学第一附属医院

王延江　陆军军医大学大坪医院

王园园　陆军军医大学大坪医院

王治斌　首都医科大学宣武医院

卢佩琳　浙江大学医学院附属邵逸夫医院

田　琦　重庆医科大学附属第一医院

田仰华　安徽医科大学第二附属医院

丛　琳　山东第一医科大学附属省立医院

邢　怡　首都医科大学宣武医院

朴月善　首都医科大学宣武医院

毕晓莹　海军军医大学第一附属医院

吕　洋　重庆医科大学附属第一医院

吕泽平　国家康复辅具研究中心附属康复医院

吕继辉　北京老年医院

乔雨晨　首都医科大学宣武医院

3

刘　军　广州医科大学附属第二医院

孙　莉　吉林大学第一医院

孙永安　北京大学第一医院

孙争宇　郑州大学人民医院(河南省人民医院)

孙慧敏　武汉大学中南医院

苏　颖　华中科技大学同济医学院附属协和医院

杜怡峰　山东第一医科大学附属省立医院

李　阳　山西医科大学第一医院

李　霞　上海交通大学医学院附属精神卫生中心

杨东东　成都中医药大学附属医院

肖　军　四川省人民医院

吴林展　广州医科大学附属第二医院

邱琼琼　首都医科大学宣武医院

闵国文　山西医科大学第一医院

汪　凯　安徽医科大学第一附属医院

沈　璐　中南大学湘雅医院

张　楠　天津医科大学总医院

张杰文　郑州大学人民医院(河南省人民医院)

张振涛　武汉大学人民医院

张慧丽　国家康复辅具研究中心附属康复医院

陈　芹　四川大学华西医院

陈　晓　陆军军医大学大坪医院

陈慧丰　天津医科大学总医院空港医院

周　琳　中南大学湘雅医院

郑东明　中国医科大学盛京医院

屈秋民　西安交通大学第一附属医院

赵　欢　成都中医药大学附属医院

赵　辉　南京鼓楼医院

赵　静　首都医科大学宣武医院

赵倩华　复旦大学附属华山医院

贺　电　贵州医科大学附属医院

秦　琪　首都医科大学宣武医院

徐　运　南京鼓楼医院

徐志鹏　武汉大学中南医院

徐艳炜　天津医科大学总医院

高　超　上海交通大学医学院附属瑞金医院

郭起浩　上海交通大学医学院附属第六人民医院

唐　毅　首都医科大学宣武医院

黄钰媛　复旦大学附属华山医院

曹云鹏　中国医科大学附属第一医院

常　红　首都医科大学宣武医院

章军建　武汉大学中南医院

梁芙茹　包头市中心医院

梁春荣　陆军军医大学大坪医院

彭国平　浙江大学医学院附属第一医院

董春波　大连医科大学附属第一医院

曾　凡　陆军军医大学大坪医院

游　咏　海南医学院第二附属医院

谢　芳　复旦大学附属华山医院

赖玉洁　陆军军医大学大坪医院

褚　熙　首都医科大学宣武医院

管一晖　复旦大学附属华山医院

廖　旺　广州医科大学附属第二医院

廖峥娈　浙江省人民医院

潘晓东　福建医科大学附属协和医院

编写秘书　邱琼琼

前言

　　随着我国人口老龄化进程加速，认知障碍疾病患者数量持续增长，已成为重大公共卫生挑战。当前，我国认知障碍诊疗领域仍面临诸多困境，如诊疗模式尚未健全、标准规范与质控体系缺失、专业人才分布不均、基层诊疗能力薄弱、分级诊疗机制不畅，以及公众疾病认知不足等问题。在此背景下，依托各级医疗卫生机构建设标准化认知障碍诊疗中心和记忆门诊，对实现疾病的规范化管理具有重要意义。

　　为助力各级医疗机构推进认知障碍诊疗中心建设，提升专业人员的临床服务能力，并促进临床研究与技术转化，我们组织全国权威专家团队编撰了《认知障碍诊疗中心工作手册》。本手册以"规范诊疗实践、优化全程管理"为目标，系统构建了覆盖疾病全周期的标准化操作体系：首先，流程标准化，整合从社区初筛到三级医院精准诊疗的全链条路径，明确各级机构职能与协作机制；其次，诊疗精准化，推荐权威评估工具，提供分层药物治疗方案及多元化非药物干预策略；最后，管理科学化，创新性提出机构资质、人员配置、质量控制及持续改进的系统性标准，为诊疗中心建设提供框架性指导。

　　手册内容充分融合国内外最新循证证据与基层实践需求，通过"专家共识顶层设计"与"基层反馈动态调整"的双向联动，确保专业性与实用性的平衡。编撰过程中，全国数十家国家级医学中心、区域诊疗机构及基层单位共同参与，历经多轮交叉审校与专家论证，力求内容兼具学术前沿性与临床可操作性。本书定位为临床医护、科研及管理者的实用工具书，旨在通过简明扼要的呈现形式，为日常工作提供即时参考。在此，谨向所有参与编写的专家团队及支持单位致以诚挚谢意！

认知障碍诊疗领域发展迅速,加之编者水平所限,手册难免存在疏漏。我们诚挚欢迎读者通过邮箱(ccwmxw@163.com)提出建议,以便后续修订完善,共同推动我国认知障碍诊疗事业的规范化、均质化发展。

唐毅

2025 年 3 月

目录

第一章
认知障碍诊疗中心发展历程

　　公元前 2000 年古埃及就有记忆障碍、精神错乱等相关记载。中医学中，这类病症被列入"呆病""文痴""善忘"等范畴。"痴呆"一词的拉丁词根"demens"的字面意思是"失去理智的"或"疯狂的"。18 世纪，随着医学的发展，"demens"及其衍生词逐渐被用于医学领域，描述认知障碍或痴呆症。现代医学中，法国精神病学家菲利普·皮内尔（Philippe Pinel）概述了痴呆的"认知"观点，他于 1801 年描述了一位 34 岁女性患者的记忆力严重减退、言语功能丧失和不能行走等症状，并将这些症状称为"痴呆（dementia）"。

　　阿尔茨海默病（Alzheimer disease, AD）是最常见的痴呆亚型，由德国阿洛伊斯·阿尔茨海默（Alois Alzheimer）在 1906 年首次描述。他通过对一位名叫奥古斯特·迪特（Auguste Deter）的 51 岁女性患者的大脑进行尸检，发现了特征性的老年斑和神经原纤维缠结，这些成为阿尔茨海默病的病理标志。

　　血管性痴呆（vascular dementia, VaD）与脑血管损伤有关，这个术语在 20 世纪中叶随着神经影像学技术的进步被广泛接受和使用，其概念随着对脑血管疾病认识的更新而得到不断发展和完善。

　　额颞叶痴呆的发现可以追溯到 1892 年，精神病学家阿诺德·皮克（Arnold Pick）描述了一位有言语障碍和行为异常的患者，神经病理检查发现该患者有额颞叶萎缩和皮克小体（Pick body），随后该疾病被命名为皮克病（Pick disease）。20 世纪 90 年代，学者们发现了临床上有类似特征但没有皮克小体的患者，这类疾病被统一命名为额颞叶痴呆（frontotemporal dementia, FTD）（又称额颞叶变性，frontotemporal lobar degeneration, FTLD）。

　　路易体痴呆（dementia with Lewy body, DLB）的命名源于弗雷德里克·路易（Frederick Lewy）在 1912 年发现的神经元胞质内包涵体，即"路易体"，这些包涵体是 DLB 的病理特征之一。DLB 作为一种独立的痴呆类型在 20 世纪

90 年代被广泛认识和接受。

帕金森病痴呆（Parkinson disease dementia，PDD）与帕金森病相关，帕金森病由詹姆斯·帕金森（James Parkinson）在 1817 年首次描述，帕金森病患者在疾病发展过程中常会出现认知障碍。

国内外认知障碍诊疗中心的建设与痴呆诊疗研究的发展紧密相关，随着全球对痴呆防治重视程度的提升，国内外已陆续建立了一批专业化的诊疗中心，旨在为患者提供专业的诊疗服务，同时开展科学研究。

一、国际认知障碍诊疗中心发展历程

（一）记忆门诊

20 世纪 70 年代，记忆门诊开始在美国建立，随后逐步推广至英国、荷兰等国家。早期的记忆门诊以医院为基础，重点关注阿尔茨海默病，其服务目标主要致力于识别和治疗痴呆及其并发症，评估新型治疗药物，提供心理支持。记忆门诊通常是神经内科、老年医学或精神科的一部分，部分直接隶属于学术型的医疗中心。到了 20 世纪 90 年代中期和后期，随着对认知障碍的认识逐渐加深，记忆门诊的重要性也日益凸显。进入 21 世纪，记忆门诊在全球范围内得到了推广并逐步发展完善，可为患者提供包括疾病评估、诊断、药物治疗、非药物干预、心理支持，以及患者和家属教育的综合服务。

（二）认知障碍诊疗中心

国际上的认知障碍诊疗中心早期主要侧重于临床研究和基础科学研究，旨在深入理解认知障碍的生物学基础。随着医学技术的进步，这些中心开始将研究与临床实践紧密结合，成为认知障碍研究的前沿阵地：通过临床试验和技术研发，不断探索和应用新的诊疗策略；利用血液检测、脑脊液分析、神经影像学技术等手段，开发和验证新的生物标志物；开展新药物的临床试验；研究非药物干预措施等。对认知障碍病理复杂性认识的加深促使这些中心建立了由临床医师、神经科学家、心理学家、遗传学家和社会工作者等组成的多学科团队，以提供更全面的诊疗和照护服务。治疗策略也从早期侧重于药物治疗，转变为包括生活方式调整、非药物干预和心理社会支持在内的综合干预模式。

(三)国际代表性认知障碍诊疗中心

美国国立神经疾病与交流障碍及卒中研究所(National Institute of Neurological and Communicative Disorders and Stroke, NINCDS)是美国国立卫生研究院(National Institutes of Health, NIH)的一个分支机构,成立于1950年,致力于包括痴呆在内的各种神经疾病的研究。1984年,NINCDS与阿尔茨海默病及相关疾病协会(Alzheimer Disease and Related Disorders Association, ADRDA)合作,制定了第一个广泛应用的阿尔茨海默病诊断标准,即NINCDS-ADRDA标准。

美国国立老化研究所(National Institute on Aging, NIA)也是NIH的重要组成部分,成立于1974年。20世纪80年代中期,NIA启动建设了首批11个阿尔茨海默病研究中心(Alzheimer disease research centers, ADRCs),这些中心设立在包括华盛顿大学、约翰斯·霍普金斯大学、哈佛大学等在内的知名院校。随着时间推移,这些中心的研究内容显著扩展,覆盖阿尔茨海默病及其他相关认知障碍疾病。此后数年,NIA陆续为横跨美国的30多个医疗机构的阿尔茨海默病研究中心提供资金支持,形成了一个全国范围内的阿尔茨海默病中心网络。ADRCs项目的主要目标是开展阿尔茨海默病及相关认知障碍疾病的基础、临床和转化研究,同时致力于在跨学科的环境中培养研究人员,并向公众提供有关研究成果、支持服务和参与研究的机会。ADRCs还可为痴呆患者及家庭提供诊治、照护服务及相关资源信息。ADRCs的每个中心都有特色的研究方向,各中心之间共享信息、资源和研究成果。

20世纪90年代,欧洲联盟发起阿尔茨海默病研究合作计划,将英国、德国、法国、瑞典等国家的专业机构汇集成网络,推动跨国数据共享。欧洲在阿尔茨海默病的诊疗方面拥有多个知名的机构和研究中心,如欧洲神经病学协会、欧洲记忆门诊协会、瑞典卡罗琳斯卡医学院阿尔茨海默病研究中心、德国神经变性疾病中心、法国国家健康与医学研究院及各个国家的阿尔茨海默病协会等,这些机构通过支持诊疗服务、开展研究项目、教育培训及公共意识提升活动,共同推动了阿尔茨海默病的诊疗和研究工作。

日本国立长寿医疗研究中心是日本六个国家级医疗中心之一,其从最初的疗养院逐步发展为老年健康研究的专业机构,专注于应对人口老龄化带来的疾病、生理和心理问题。记忆障碍照护及研究中心是其下设中心之一，设有多个专业部门，包括失智病房、失智门诊、家庭教室、复健课程、支援小组、多重用药介入小组、营养部门、过渡性照护病房、社区整体照护病房和居家医疗等，为认知障碍患者提供全面的支持和服务。2008 年，韩国公布了第一个国家痴呆计划，2011 年通过了《痴呆管理法》。在此基础上，2012 年成立了国家痴呆研究所，并于 2013 年 10 月起，陆续在全国设立了省会痴呆中心。2017 年 5 月，韩国政府宣布实施"国家痴呆症责任制"。在此框架下，全国各社区卫生中心也相继设立社区痴呆保障中心，以构建社区痴呆管理和服务体系。社区痴呆保障中心由五个专业部门组成，包括咨询组、痴呆早诊组、日托团队、家庭支持小组和公共信息团队。社区痴呆保障中心已成为韩国认知障碍患者的主要服务机构。

二、国内认知障碍诊疗中心发展历程

（一）国内认知障碍诊疗中心建设背景

20 世纪 90 年代前后，以首都医科大学宣武医院、复旦大学附属华山医院等为代表的国内医疗机构率先设立专门诊治认知障碍的门诊。门诊名称从最初的"痴呆门诊"或"阿尔茨海默病门诊"等逐渐演变为"记忆门诊"。2014 年发布的《中国记忆门诊指南》数据显示，到 2014 年，全国共设立 120 余家记忆门诊，这些记忆门诊可以视为中国认知障碍诊疗中心的雏形。

记忆门诊的设立为认知障碍患者及其家人提供了重要的支持和服务。但我国认知障碍的防治工作仍然面临着众多挑战和问题。首先，缺乏系统培训和有效质控。虽然相关的临床诊疗指南已经发表，但在实际操作中，各级医院的认知障碍诊治却存在着极度不平衡的现象。一些大型综合医院设有完善的认知障碍病房和记忆门诊，但在县域医院甚至地市级医院，认知障碍的诊疗体系相对匮乏，导致诊疗能力和诊疗质量存在着极大的差异。其次，由于专科人才匮乏，医院间缺乏必要的分级联动，部分基层患者无法得到及时准确的诊断和治疗，延误了疾病的治疗和管理。

国家统计局公布的数据显示，截至 2024 年末，我国 60 岁及以上人口达 3.1 亿人，占总人口的 22.0%，其中 65 岁及以上人口超 2.2 亿人，占总人口的

15.6%,中国已迈入深度老龄化社会。调查显示,60 岁及以上人群中痴呆患病率为 6%,痴呆及轻度认知障碍(mild cognitive impairment,MCI)总患病人数约 5 300 万人,阿尔茨海默病患者人均疾病相关的年花费约为 13.2 万元,预计到 2050 年,我国阿尔茨海默病导致的总费用将高达 4.9 万亿元。阿尔茨海默病及相关认知障碍疾病已成为我国人群死亡的第五大原因。随着人口老龄化加速,阿尔茨海默病及相关认知障碍疾病的患病人数将持续增加,给家庭和社会带来沉重的医疗、照料和经济负担,严重影响我国公众健康和社会可持续发展。

国家高度重视人口老龄化健康事业。2019 年《国务院关于实施健康中国行动的意见》提出,到 2030 年,65 岁及以上人群老年期痴呆患病率增速下降的目标。《“十四五”健康老龄化规划》指出,要加强阿尔茨海默病等神经变性疾病的早期筛查、干预、分类管理和健康指导。《国家卫生健康委办公厅关于开展老年痴呆防治促进行动(2023—2025 年)的通知》要求,2023—2025 年在全国组织开展老年痴呆防治促进行动。2024 年 12 月,国家卫生健康委员会等15 个部门联合印发《应对老年期痴呆国家行动计划(2024—2030 年)》,部署了7 项主要任务、提出了 8 个主要目标、设置了 9 个项目专栏,旨在建立健全老年期痴呆防控体系,减少或延缓老年期痴呆的发生发展。为进一步全面推动认知障碍防控工作,开启认知障碍诊疗中心的规范化建设已成为当务之急。

(二)国内认知障碍诊疗中心体系建设

2021 年 9 月,为了贯彻落实《健康中国行动(2019—2030 年)》和国家卫生健康委员会《探索老年痴呆防治特色服务工作方案》等文件的相关要求,进一步推动专科人才培养和优质医疗资源下沉,认知障碍疾病专科建设项目正式启动,旨在构建适合认知障碍特点的标准化能力建设模式,推动建立认知障碍诊疗体系,提升各级医院认知障碍的诊疗能力。项目建设主要包括四个方面的内容:第一是人才建设,建立健全认知障碍专科人才培养体系,为积极应对人口老龄化提供人才保障;第二是质量管理,健全我国认知障碍专科标准化、规范化诊疗流程,满足认知障碍防治服务的需求;第三是科研创新,组织开展认知障碍的相关研究,包括基础研究、多中心临床试验、流行病学研究等,推动新技术的临床应用;第四是公共卫生,协助各省开展老年痴呆防治促进行动,建立有效的防治体系,推动公众对认知障碍的知晓率、筛查率、干预率持续提升。

截至 2024 年末,全国已建设 600 余家认知障碍诊疗中心(含建设单位),覆盖了全国 30 个省(自治区、直辖市),初步形成了覆盖全国的认知障碍诊疗中心体系。

认知障碍诊疗中心建设将深入贯彻落实党中央、国务院关于健康中国建设、积极应对人口老龄化的战略部署,肩负国家痴呆防治重任,推动优质医疗资源扩容下沉,深化基层医疗服务内涵,为认知障碍患者提供全面、规范、精准的防控服务,助力老龄健康事业高质量发展。

(唐 毅 邱琼琼)

第二章
认知障碍诊疗中心建设模式

根据医疗机构的能力和条件及认知专业的规模和水平,认知障碍诊疗中心(以下简称认知中心)采取分级建设的模式,为患者提供分级诊疗、双向转诊和全程管理。此外,医疗机构的类型和服务人群存在差异,例如综合医院与神经、精神或康复专科医院有不同的管理模式和组织架构,其专业、人员和设备配置,以及优势和特长有所不同,应根据自身特点选择合适的建设模式。

第一节 认知中心的建设级别

一、认知中心职能与分级

通过推行三级认知中心的分级建设模式,包括核心高级认知中心、高级认知中心和记忆障碍防治中心(含社区记忆门诊),可以有效推进认知障碍从预防到规范化诊疗的流程,并完成持续管理,形成多层次、多维度,以及双向转诊和全程管理的模式。各级中心的场地、人员和设备配置建议见表2-1-1～表2-1-3。

表2-1-1 认知中心的场地配置建议

配置项目	核心高级认知中心	高级认知中心	记忆障碍防治中心
诊疗面积	100m² 以上	50m² 以上	10m² 以上
专病诊室	建议独立诊室	建议独立诊室	专病门诊时间独立使用
专病病房	≥ 20 张床位	≥ 10 张床位	无要求
神经心理评估室	门诊和病房各 1 个	1 个	具备认知测评区
认知康复室	1 个	1 个	具备认知训练区

续表

配置项目	核心高级认知中心	高级认知中心	记忆障碍防治中心
腰椎穿刺检查室	1个	1个	无要求
辅助认知障碍诊疗和研究的实验室	1个	无要求	无要求

表 2-1-2　认知中心的人员配置建议

人员和职责		核心高级认知中心	高级认知中心	记忆障碍防治中心
中心负责人	人数	1人	1人	1人
	管理	负责制定相关制度、操作规程和质量控制工作 对认知障碍的规范化、系统化诊疗流程进行管理与监督 进行认知障碍患者的信息数据管理		
	诊疗	负责本中心日常诊疗工作的管理		
	会诊和转诊	组织疑难病会诊和远程会诊	建立与上下级中心转诊、会诊和远程会诊的流程并组织实施	建立与上级中心对口帮扶和协作的关系,建立转诊和远程会诊的机制和制度并组织实施
	宣教和继续教育	组织认知障碍科普宣教和继续教育工作		制订社区健康教育与预防计划,组织开展本区域内的疾病预防和健康宣教工作
	科研	开展认知障碍的临床与基础研究		无要求
认知专科医师	人数	≥6人	≥3人	≥1人
	诊疗	负责本中心日常诊疗工作,例如,制订患者的诊断和治疗方案,定期随访和长期管理		
	转诊	实施上下级中心间的双向转诊		
	继续教育	参与下级中心医师的培训	参加专科医师培训和继续教育,参与下级中心医师的培训	参加专科医师培训和继续教育
	宣教	定期开展健康教育		
	科研	开展和参与认知障碍的临床与基础研究		无要求

续表

人员和职责		核心高级认知中心	高级认知中心	记忆障碍防治中心
心理测评员	人数	≥2人	≥1人	≥1人
	测评	负责认知功能评测,包括但不限于认知功能、日常生活活动能力、行为精神症状、总体功能等方面的评估,撰写评估报告,为医师的诊断和治疗提供参考		负责认知功能的筛查和整体评测,撰写评估报告
	宣教	参与认知障碍的科普宣传工作		
认知康复员	人数	≥1人	≥1人	≥1人
	认知训练	负责认知训练		
	非药物干预	参与生活方式干预、神经调控等非药物干预		
	宣教	参与认知障碍的科普宣传工作		
认知专科护士	人数	≥3人	≥1人	≥1人
	护理	负责本中心护理质量控制		
	会诊	建立远程患者全程照护会诊,推进认知障碍全程照护管理的同质化	安排上下级诊疗中心远程患者全程照护会诊,协助上级中心培养本区域的护理人员,指导下级中心为认知障碍患者提供规范化全程照护服务	落实与上级中心远程患者全程照护会诊,协助上级中心进行本区域认知障碍人群的筛查、护理和随访等工作
	继续教育	开展和/或参加疾病全程照护技能专项培训		
	科研	开展护理科研协作和科普宣传工作		
数据管理员	人数	1人	1人	1人
	数据管理	负责认知障碍患者登记及随访数据的录入、管理及上报工作(可由专科护士/认知康复员等兼任)		

表2-1-3 认知中心的设备配置建议

配置项目	核心高级认知中心	高级认知中心	记忆障碍防治中心
神经心理评估	具有涵盖各认知域、日常生活活动能力、行为精神症状和总体功能等方面的评估量表或电子化设备		具有认知筛查评估量表或电子化设备

续表

配置项目	核心高级认知中心	高级认知中心	记忆障碍防治中心
影像评估	多模态图像采集的 MRI 设备,包括三维(3D)-T_1(或海马像)、T_2、T_2-液体衰减反转恢复(FLAIR)像、弥散加权成像(DWI)和磁敏感加权成像(SWI)等		CT 或 MRI 设备
电生理检查	视频脑电图仪、肌电图仪、多导睡眠监测仪等电生理设备		无要求
体液检查	血液和脑脊液相关指标和生物标志物检测的设备		基本的血液相关指标检测的设备
核医学检查	具有正电子发射断层成像(PET)扫描仪(至少可完成 Aβ-PET 图像采集和分析)	无要求	
治疗	备有阿尔茨海默病和相关疾病的治疗药物;具有循证医学验证有效的认知障碍数字疗法设备或互联网云平台		

注:T_1,纵向弛豫时间;T_2,横向弛豫时间。

二、核心高级认知中心

核心高级认知中心在认知障碍规范化诊疗体系建设中处于引领地位,通常建设于三级甲等的综合医院或者神经、精神专科医院(国内本领域的领军医院),具有全国领先的医疗、教学、科研和管理水平,具有丰富的认知障碍诊疗经验,完善的认知障碍诊疗基础设施、人员配备和组织管理模式;有成熟的认知障碍亚专业,已开设记忆门诊和认知障碍诊疗病房、辅助诊断和研究的实验室,可提供生物标志物检测的影像学科支持等;可在健康管理中心开展认知障碍高危人群的筛查、评估和非药物干预。

主要职能:

1. 制定认知中心的建设标准和建设方案,并对其进行质控。

2. 建立认知障碍患者登记及随访数据管理系统,对认知障碍患者信息进行数据化管理。

3. 建立各级中心转诊、会诊和远程会诊的诊疗体系,实现认知障碍的规范化、系统化诊疗,并指导下级中心开展相应工作。

4. 协助并指导下级中心开展认知专科医师、心理测评员和认知康复员的能力提升与认证等相关工作。

5. 开展认知障碍科普宣传和继续教育工作。

6. 推动经循证医学验证有效的认知障碍诊疗新技术的应用。

7. 开展科学研究,加强科研协作,有效提升我国认知障碍的整体防治水平。

三、高级认知中心

高级认知中心是认知障碍规范化诊疗体系的中坚力量,发挥承上启下的桥梁作用,通常建设于三级综合医院、中医医院,或神经、精神、康复专科医院等医疗卫生机构,为区域内具有示范作用的大型医疗机构,在区域内有一定的医疗服务辐射能力及影响力,具备开展认知障碍诊疗工作的人员和设备,已开设记忆门诊和认知障碍诊疗病房,健康管理中心具备建立认知健康管理中心的能力。

主要职能:

1. 协助上级中心进行本区域的认知中心建设、人才培养和质量控制。

2. 负责认知障碍患者管理及数据上报。

3. 建立与上下级中心转诊、会诊、远程会诊、科研协作的机制和制度。

4. 实施认知障碍的规范化、系统化诊疗。

5. 指导下级中心进行疾病管理、患者随访和科普宣传。

6. 推动经循证医学验证有效的认知障碍诊疗新技术的应用与发展。

7. 开展健康宣教、继续教育和随访工作。

四、记忆障碍防治中心

记忆障碍防治中心(简称记忆防治中心)是认知障碍规范化诊疗体系的基层力量,发挥重要的支撑作用,也是实现患者全程管理的根本所在。二级医院或有条件的一级医院推荐建设记忆障碍防治中心,能够辐射周边社区居民。具备开展认知障碍诊疗工作的基本人员和设备,例如诊室、独立且安静的认知测评和训练区、可供查阅的电子病历系统等。

主要职能:

1. 在上级中心的指导下开展认知障碍高危人群的筛查、评估、诊疗和随访等工作。

2. 负责认知障碍患者管理及数据上报。

3. 建立与上级中心对口帮扶和协作的关系,建立转诊和远程会诊的机制和制度。

4. 制订社区健康教育与预防计划,开展本区域内的疾病预防和健康宣教工作。

推荐社区卫生服务中心或乡镇卫生院建设社区记忆门诊,能够覆盖所在社区的居民。可在上级中心的指导下开展认知障碍高危人群的筛查、评估和随访,制订社区健康教育与预防计划,开展本区域内的疾病预防和健康宣教工作。与上级中心建立双向转诊机制,将疑难患者及时转诊至上级中心,接收上级中心下转的患者并进行随访管理。建议社区记忆门诊配备认知专科医师,以及专职或兼职的心理测评员、认知康复员和专科护士,并具备用于筛查和评估的量表或电子化设备。

(张　楠　陈慧丰)

第二节　认知中心的建设类型

一、综合医院认知中心

综合医院学科设置和设备配置较为齐全,是认知中心建设的"主力军"。我国目前的核心高级认知中心和高级认知中心有 83.5% 建设在综合医院(不含中医医院)。综合医院的认知中心可以设置在神经内科、精神科或临床心理科、老年医学科、康复科,也可以是多个学科共建,医疗机构需要做好协调,并由一个中心负责人统一管理。综合医院认知中心建设建议如下:

1. 综合医院如果多个学科均有建设认知中心的能力,可由一个学科主导、多个学科共建,由一个中心负责人统一管理,明确工作流程和人员职责,集中各学科的资源共同服务患者。

2. 综合医院若缺乏老年科、精神科专业医师,可以与区域内的相关专科医院充分合作,建立联络会诊和远程会诊机制。

3. 综合医院的康复科如果缺乏认知康复能力与技术,建议培养专职的认知康复员,或在康复科设置认知康复亚专业,并配备专门的人员和设备,参与认知障碍患者的日常康复治疗和评估。

4. 综合医院的认知障碍患者可能分布在多个学科,除主要相关科室外,内分泌与代谢科、心血管科、呼吸科、眼科、耳鼻喉科、骨科和外科等都有大量的患者存在认知障碍,而认知障碍患者因其他疾病住院时,也可能伴随出现谵妄等认知障碍状态。因此,建议综合医院的各个临床学科,特别是老年患者较多的科室,对高危患者进行认知筛查。认知中心应制定相关流程,对于筛查发现的可疑认知障碍患者,组织并安排认知专科医师进行会诊,提高认知障碍的知晓率和识别率。

未来,综合医院依然会是认知中心建设的核心平台。首先,有充分证据显示多种疾病与痴呆和认知障碍的发生相关,例如糖尿病、高血压、抑郁、创伤性脑损伤、心脑血管疾病、超重或肥胖、血脂异常、贫血、慢性肾病、慢性呼吸系统疾病、睡眠障碍、口腔疾病、听力和视力受损、步速减低和跌倒等。综合医院的认知中心可以在认知障碍的筛查和预防方面发挥重要作用,各个科室的门诊和病房都可以开展认知障碍防治的宣教。其次,综合医院具有学科和设备相对齐全的优势,有利于多学科诊疗和会诊的开展。

二、精神疾病专科医院认知中心

20世纪80年代,精神疾病专科医院开始组建老年精神心理亚专科团队,其主要职能是开展认知障碍防治工作。目前全国主要精神疾病专科医院均开设了老年精神心理科,不仅开展认知障碍的门诊诊疗,还给有需要的患者提供住院服务。精神疾病专科医院认知中心建设建议如下:

1. 精神疾病专科医院认知中心的工作主要由老年精神心理科承担,以发挥诊治认知障碍行为精神症状的专长。

2. 老年精神心理科专业团队要与院内的神经心理评估科室相互补充,不仅要评估患者的认知功能,还需要评估患者的精神心理状况、日常生活活动能力和总体功能。另外,谵妄、睡眠等的相关评估也应尽可能完善。

3. 建议通过家庭心理治疗、照料者支持等方式为患者的照料者提供专业精神心理支持。以心理-社会家庭-生理的系统模式诊治患者,提高患者与其家庭的生活质量。

4. 要充分发挥记忆门诊的作用;对于家属或机构难以照护、存在风险的患者,建议提供住院服务。

5. 老年精神心理科团队要关注并主导患者的全程管理,从社区、门诊、住院、护理院、养老院、临终关怀各个阶段提供个体化的诊疗、精神心理康复与认知训练服务。

6. 建议采用创建开放床位、医养联盟开展居家照护支持等方式,同时加强门诊与联络会诊,将当前部分"精神科养老病房"转变成处理认知障碍疑难重症的特色科室。由老年精神心理科主导,与情感障碍专科等精神心理科、院内外的神经内科等合作,加强识别认知障碍前的行为精神障碍,并更多地采用定性定位及生物标志物的诊断方法,提高认知障碍的诊治水平。

未来,精神疾病专科医院的老年精神心理科在认知中心建设方面仍然是主要力量。老年精神心理科将与精神疾病防控体系结合,深入社区,开展社区的认知障碍风险干预工作,并与综合医院建立多学科会诊合作,与养老机构、居家支持社会组织建立医养联盟,分层分级别地开展个体化的认知障碍防治行动。同时,发展和利用新的诊断技术、脑机接口技术及人工智能技术等,更好地为患者服务。

三、康复医院认知中心

康复医院配备专业的康复医师和康复治疗师团队,致力于改善各种功能障碍,提高患者功能、能力及社会参与程度,帮助其回归家庭与社会。康复医院的服务范围几乎涵盖所有临床学科,包括神经康复、骨科康复、运动康复、儿童康复等。其认知中心的工作重点是各种疾病所致认知障碍的评定与康复,通过多维、全面、精准地评定,作出准确的诊断;根据诊断、患者需求及其社会环境因素,制订个体化的康复计划;采用系统、规范、多学科协作的综合干预方法进行认知康复,并鼓励家属积极参与,帮助患者改善认知功能,提高生活质量。康复医院认知中心建设建议如下:

1. 在老龄化背景下,有必要加强康复医院认知康复专科能力建设,配齐相关专业团队,包括康复医学、认知神经科学、心理学、临床医学等多领域的专业人才,有条件的医院配备医学工程、数据管理人员,为患者提供全面精准的诊断、评估,以及个性化的康复治疗方案。

2. 康复医院综合学科配置相对薄弱,尤其应强调多学科团队合作,特别是神经、精神、心理、营养、保健和老年医学科的多学科合作,确保患者得到全面、规范、系统的治疗。康复医院应充分发挥患者住院时间相对较长的优势,力争在药物治疗、多模态综合认知干预、生活方式调整、心理咨询、生活技能训练、家庭社会支持等方面实现全流程、多维度管理。

3. 康复医院应积极开展早期筛查,积极应用循证有效的认知康复新技术。除神经心理评估工具及设备外,尽可能配备能进行快速筛查、全脑功能评估及特定区域研究的近红外脑功能成像装置、眼动仪、脑电图等评估系统;在认知训练方面,尽可能配备基于数字疗法、眼动追踪、脑机接口技术、虚拟现实技术及认知运动双任务的康复训练系统,满足认知功能评估、康复、科研的全流程需求。

4. 康复医院涉及认知障碍的病种较多,根据疾病特点,适当将阿尔茨海默病、脑卒中、脑外伤、孤独症等进行分类,开展针对性的认知康复。例如脑卒中尽早行床旁认知筛查,离床期尽快进行全面系统的检查,根据不同认知域障碍间、认知障碍与其他功能障碍间的交互作用,以及认知障碍对患者日常生活和社会参与能力的影响,制订全面合理的康复方案。

5. 康复医院认知中心发展需要着重解决的问题 ①提高认知度:加强康复医院认知康复专科建设意义的宣传和普及,提高康复医院认知中心的建设率、知名度和影响力;②标准化建设:落实统一的学科建设标准、科室配置标准,加强专科诊疗指南或专家共识的培训;③人才培养:主动接受核心高级认知中心的技术帮扶,加强特色专科能力建设;④加强与综合医院的衔接工作:康复医院与综合医院应建立明确的转诊机制,建立标准化随访和康复规范。

随着老龄化带来的认知障碍患者数量快速增加、公众对认知康复等非药物治疗策略的重视,康复医院认知中心的临床需求将不断增长。认知功能的下降明显影响诸多功能障碍康复治疗的效果,通过认知中心的建设,提高各学科认知障碍的早期识别、评估和治疗水平,可有效提升各种功能障碍的全面评估能力。未来,康复医院认知中心将借助智能数字化管理,进一步加强跨学科合作,实现资源共享和信息交流,提高整体服务水平。

四、中医医院认知中心

中医医院是我国医疗卫生体系的重要组成部分和特色优势机构,但目前其在认知障碍疾病诊疗中心的建设方面仍显不足。为深入贯彻《中共中央 国务院关于促进中医药传承创新发展的意见》,全面提升中医药防治重大疾病的能力与核心竞争力,国家中医药管理局于2020年启动"中医药防治重大疾病能力建设项目",将痴呆等老年慢性病防治纳入重点专项。目前各省中医医院已按照国家统一部署,陆续开展相关学科建设和临床防治工作。中医医院认知中心建设建议如下:

1. 大多数中医医院可能缺乏认知专科医师。建议先将固定的神经科或精神科医师纳入认知中心队伍,并且可以让一部分中西医结合的神志病专业的中医内科医师进行认知障碍的专科培训,并取得相关资质,成为认知专科医师。同时,中医医院可以与区域内的综合医院、精神专科医院充分合作,建立联络会诊和远程会诊机制。

2. 中医医院的康复科通常具备中西医结合的康复治疗方法,除西医的康复手段外,还包括中药治疗、针灸疗法、推拿疗法等。但各个中医医院康复科的中医康复内容并不一致,需要进行规范统一并加以推广。建议在认知中心的主导学科培养专职的中医认知康复员,或在康复科设置中医认知康复亚专业,并配备专门的人员和设备,参与认知障碍患者的日常诊疗和评估。

3. 中医医院具备综合医院的配置和传统医药技术,建议多学科合作,联合影像、检验、信息中心、脑病专业作为主要团队;市内以医联体为依托,辐射至各级中医医院、社区卫生服务中心;省内联合各地区有区域代表性的大型中医医院,建立中医特色的认知障碍专病联盟网络。

中医医院具有中国传统医学技术,有利于提供更多认知障碍预防、治疗、康复的方法。未来工作需要培育认知障碍的中医药特色专科优势,确立认知障碍的特色中医药诊疗方案,提升认知障碍的中医药防治能力,在认知障碍的筛查和预防方面发挥重要作用。

五、老年医院认知中心

随着人口老龄化进程加快,全国各地的老年医院发展迅速。认知障碍是老年人常见病,一些老年医院已经将认知障碍作为学科设置甚至作为重点学科发展,设备配置逐渐齐全,成为认知中心建设中的重要力量。老年医院的认知中心多设置为独立的认知专科,还有的建设于神经内科、精神科或老年科,极少数由多学科联合管理。老年医院认知中心建设建议如下:

1. 老年医院的就诊人群多为高龄,认知障碍患病率高,多病共存率高,社会心理问题突出。老年医院的认知中心作为独立科室的比例高于综合医院,不仅要具备认知中心建设所要求的基本能力,还要具备擅长全人管理的多学科团队。多学科团队成员包括老年病学医师、精神病学医师、神经病学医师、心理医师、康复治疗师、社会工作者等。另外,建议认知中心构建能满足认知障碍患者需求的友善环境。

2. 因其他疾病(如心脏病、脑血管病、糖尿病、肾病、慢性阻塞性肺疾病、甲状腺疾病等)就诊于老年医院的患者,并存认知障碍的比例很高。65 岁及以上的患者接受老年综合评估,其中应包括认知筛查条目;对存在认知障碍高风险的个体或认知障碍患者,在认知中心的专科医师会诊后,共同制订最佳治疗方案。

大部分老年医院属于综合医院,科室设置较健全,通常具备较强的康复学科。老年医院认知中心的优势在于对认知障碍患者进行诊疗和康复的同时,可从老年医学和综合评估的角度处理多病共存的问题,侧重于全人管理和多学科诊疗,擅长处理合并躯体疾病的认知障碍老年患者。

六、健康管理中心脑认知健康管理

在老龄化形势和大健康理念下,传统的健康体检机构已经逐渐向健康管理中心(健康医学中心)转型。目前健康管理中心主要对常见慢性病(如心脑血管疾病、糖尿病、慢性阻塞性肺疾病、恶性肿瘤等)及其危险因素进行早期筛查、评估和干预。近年来,认知障碍的早期防治逐渐受到关注。与传统的认知专科如神经内科记忆门诊相比,健康管理中心脑认知健康管理更侧重于进行认知障碍的早期筛查、风险评估，以及通过非药物手段（如认知训练）改善认知功能，以延缓认知障碍的发展，促进脑健康。健康管理中心脑认知健康管理建设建议如下：

1. 明确脑认知健康管理的人群范围 基于认知障碍早筛查、早评估、早干预的理念，50 岁及以上的人群均推荐进行认知筛查；对合并慢性病、有痴呆家族史及主观认知障碍人群，筛查年龄可提前至 40 岁，或根据个体情况及早筛查。

2. 建立脑认知健康管理的路径 脑认知健康管理中心充分利用既往常见慢性病的健康管理经验，基于循证医学研究结果，制订认知专项筛查的体检套餐，明确认知风险评估手段，制订认知训练处方，在现有人力和技术条件下充分运用人工智能设备和数字化疗法开展认知干预；并加强科普宣传，提高公众认知素养；培训相关工作人员（如医护人员、认知康复员、心理测评员、健康管理师和心理咨询师等）；和临床相关专科如神经内科、记忆门诊、精神心理科等科室的紧密合作，采用双向转诊、绿色通道、多学科会诊门诊等形式，将疑似认知障碍的患者转诊至专科进一步诊治，实现"健康管理＋临床诊疗"的认知全程管理。

3. 实施慢性病及脑认知健康的联合管理 认知障碍与多种慢性病具有共同的危险因素，例如高血压、高血脂、高血糖、超重肥胖、久坐不动、睡眠障碍、吸烟等。健康管理中心需要建立对慢性病及认知障碍双重健康管理的理念，在问卷设计、体检筛查、风险评估等各个环节，增加认知健康相关内容。在健康干预方面，实施涵盖病因／危险因素干预、生活方式干预（如合理膳食、科学运动、戒烟限酒、心理调适、积极社会交往、主动认知训练等）、慢性病及认知障碍双重健康管理的综合管理策略，以提高机体整体健康管理的成效。

4. 认知数字疗法的应用 随着可穿戴设备、人工智能、机器人、第五代移动通信技术（5G）和区块链等技术的发展，认知数字疗法在协助健康管理中心完成规模化认知筛查和认知训练方面发挥重大作用。如人工智能虚拟人等可在电脑、平板电脑上引导人们完成多认知域智能化测评，并帮助训练者独立完成多任务、个性化、难度自适应的认知训练，医护人员可同时在后台监测训练完成情况，实时监控，提供远程专业指导，实现医疗机构和居家管理有效联动。

近年来快速发展的虚拟现实技术主要通过沉浸式、互动式的场景复现或任务驱动人们进行认知功能的测试及训练,目前也逐渐被推广和使用。目前多项有关认知数字疗法的临床研究、相关专家共识和指南,证实了认知数字疗法可多维度、全认知域地改善认知功能。

5. 脑认知健康的闭环管理 健康管理是长期的过程,需要建立并持续开展"筛查—评估—干预—再评估"的闭环式脑认知健康管理模式。早期筛查、风险评估、建立脑认知健康档案等工作主要在医疗机构的健康管理中心进行,依据评估结果将人群进行分层,结合其不同需求和期望(如改善认知能力、预防痴呆和避免失能等),制订个性化认知健康管理方案。长期、可持续地脑认知健康管理可采用社区-家庭联动、线上-线下结合的模式,通过面访、电话、互联网或软件程序等方式对参与脑认知健康管理的人群进行定期随访,动态监测其依从性,并督促其定期返回医疗机构对干预效果进行再次评价,及时调整训练内容和干预方案;同时,加强健康宣教和科普宣传,树立起"自己是健康的第一责任人"的理念,鼓励其主动参与并持续执行健康管理。

在认知中心建设工作中,健康管理中心开展脑认知健康管理可将认知障碍的预防关口前移,实现对健康人群、慢性病人群、有痴呆家族史人群及主观认知障碍人群认知功能的三早管理(早筛查、早评估和早干预),也有助于发现早期认知障碍患者。人工智能、数字化技术的发展和应用为认知筛查和干预提供了专业、高效的技术手段,可保障健康管理中心在现有人力和技术条件下开展规模化脑认知健康管理工作的可行性和可操作性。

七、其他类型认知中心

还有一些属于非医疗机构的康养中心也设置了记忆专区,从环境、布局、家居设置都进行了适应认知障碍患者的建设或改造,也具备一定的照护和认知干预能力;但大多机构缺乏认知专科医师和护士,必要时可与医疗机构的认知中心双向转诊或对口扶持。

(张 楠 李 霞 吕泽平 张慧丽 杨东东 赵 欢 吕继辉 褚 熙 赵 静)

第三节　认知中心的体系建设

一、认知中心体系建设策略

1. 完善顶层设计，搭建合理框架　为了确保认知中心的总体框架能更好地带领全国三级联动的诊疗防治体系建设，更全面地涵盖各个学科，加强学科、临床专家、管理人员、后勤人员及志愿者团队之间的协作，应建立认知中心核心管理团队，明确分工并定期组织讨论，把握认知中心的发展方向，建立相关管理规章制度，完善督查反馈机制，提升质量控制水平，使认知中心的整体框架搭建能更好地服务于临床，使认知中心的管理形成闭环，日臻完善。

2. 拓展专业技能，提升服务质量　认知中心的主要核心技术就是医护人员的专业技术能力，包括筛查、诊疗、康复、照料者培训等技能。应分层分区块制定行业标准、规范流程等内容，确定不同级别认知中心的主要职能，定期培训，定期考核，提升各级认知中心的专业水平和服务能力，使各级中心和不同机构在获得均质化发展的基础上，各有重点和特色，适应不同阶段、不同需求的患者人群，从而推动整个诊疗系统的发展。

3. 配置管理团队，优化服务流程　除提升专业能力外，认知中心建设还需要大量的管理人员，协助并监督各级中心的上下联动、相互协作、对外拓展、培训教育等工作，不断优化服务流程，及时修正不合理项目、减少损耗，使认知中心高效、有条不紊地运转。

二、三级联动的诊疗防治体系

目前我国的认知中心体系分为核心高级认知中心、高级认知中心、记忆障碍防治中心（含社区记忆门诊）三级，从三级甲等综合医院到县级医院及社区和养老机构，形成金字塔式的多级分层管理架构。三级中心相互协作，形成"培训和指导—反馈和修正—督促和再指导"的闭环式联动模式，构建全面的诊疗防治体系。

1. 核心高级认知中心与高级认知中心之间的联动　由于核心高级认知中心是诊疗防治体系中的最高级别中心，肩负对高级认知中心建设指导、监督的责任和义务,而高级认知中心需要定期向上级中心汇报本中心运行和发展的状况,以及遇到的困难或难以解决的瓶颈问题。核心高级认知中心帮助高级认知中心发现问题、解决问题,制定相应的发展规划,提供可靠的专业资源以完善其建设。

2. 高级认知中心与核心高级认知中心、记忆障碍防治中心之间的联动
高级认知中心是介于核心高级认知中心与记忆障碍防治中心之间的组织,起到承上启下的关键作用;既要接受来自核心高级认知中心关于规章制度、行业标准和相关指南与共识等方面的指导和培训,又要协助辖区内其他机构建立记忆障碍防治中心,并予以帮扶。高级认知中心帮助记忆障碍防治中心制订与其诊疗水平和硬件设施相匹配的诊疗流程,开展专业培训,提供进修平台,开设记忆门诊,开通双向转诊的绿色通道,解决下级中心诊疗问题。对于本中心不能解决的疑难问题,高级认知中心可再进一步向上转诊,或采用远程会诊、多学科诊疗等形式充分讨论。对于已明确诊断和确定治疗方案的认知障碍患者,应有计划地向下转诊到辖区内的记忆障碍防治中心,促进疾病筛查、精准诊断、康复训练和全程管理在各级认知中心分别完成,为患者提供更为便捷的就诊模式。

3. 记忆障碍防治中心与上级中心之间的联动　记忆障碍防治中心是患者最方便、快捷的认知障碍诊疗平台,也是三级防治体系中的基层组织,需要承担更多筛查、诊疗、康复训练及全程管理的任务。记忆障碍防治中心在上级认知中心的指导下,建立规范的筛查诊治流程,为患者及家属提供最基本的认知障碍预防、筛查、诊断、治疗、康复和照料等多方面的指导。记忆障碍防治中心应建立向上级中心转诊流程,为疑难或危重患者提供便捷的转诊通道,并能够接诊上级中心向下转诊的病情稳定患者,做好随访、评估和全程管理。

核心高级认知中心、高级认知中心和记忆障碍防治中心三级联动,形成较为完善的、覆盖"个人 - 家庭 - 社区 - 机构 - 各级医院"的认知障碍防治体系,实现对认知障碍患者的分层诊疗和综合管理,为患者提供规范化和个体化的诊疗服务。

(廖峥娈)

第三章
认知障碍诊疗中心学科建设

第一节　神经内科

一、神经内科医师的基本要求

1. 完成3年的神经内科住院医师规范化培训,再积累1～2年的神经内科临床工作经验,最后在高级认知中心接受规范化进修培训。

2. 熟练掌握内科学的基本知识、神经系统疾病的定位定性诊断原则,熟悉神经内科常见病及并发症、合并症、危重症的处置。

3. 积极参加神经电生理、神经影像、神经病理、神经遗传、神经免疫、神经康复等相关知识的培训,强化对认知障碍疾病及患者全程管理的认知。

二、神经内科医师的工作内容

1. **认知障碍患者的诊断**　指导和协助患者完成必要的检查,如常规实验室检查、神经电生理检查、颅脑影像学检查、相关遗传代谢病筛查、神经心理量表评估、腰椎穿刺、脑脊液和血液生物标志物检测等。

2. **认知障碍患者的治疗**　包括制订全面而个体化的药物和非药物治疗方案,对患者进行认知训练和康复指导,观察和处理药物副作用等。

3. **认知障碍患者的随访**　包括治疗效果随访及用药方案调整。

4. **认知障碍患者照料者的随访**　了解照料者对患者疗效的评价,对照料者心理状态进行评估并予以心理疏导。

三、神经内科的基本软件和硬件

1. **神经心理评估工具**　涵盖认知功能的各认知域、行为精神症状、日常生活活动能力及总体功能等的评估工具。

2. 体液检测平台和配套设施 能够开展血常规、血生化、甲状腺功能、维生素 B_{12} 和叶酸、梅毒抗体、人类免疫缺陷病毒（HIV）抗体，以及脑脊液常规、生化和细胞学等有助于认知障碍病因鉴别的实验室检测。

3. 神经影像学检查平台和配套设施 能够进行颅脑多模态计算机断层扫描（CT）、磁共振成像（MRI），以及 ^{18}F- 氟代脱氧葡萄糖正电子发射断层成像（^{18}F-FDG PET）或单光子发射计算机断层成像（SPECT）检查以评估脑代谢或灌注。

4. 认知障碍相关标志物检测平台及配套设施 能够进行脑脊液 β 淀粉样蛋白（amyloid β-protein, Aβ）、微管相关蛋白（microtubule-associated protein）tau 蛋白（又称 τ 蛋白）等生物标志物的检测（或委托合规第三方检测），完成 Aβ- 正电子发射断层成像（PET）、tau-PET、多巴胺转运蛋白 PET 等有助于认知障碍病因鉴别的 PET 检查。

5. 认知障碍相关基因检测平台及配套设施 能够完成认知障碍相关的遗传变异检测（或委托合规第三方检测），如载脂蛋白（apolipoprotein E, *APOE*）基因型、二代测序、全外显子组测序等。

6. 认知训练和康复的平台及配套设施 能够开展常规认知训练和认知康复的数字化治疗，以及电 / 磁物理干预。

（王延江　曾　凡）

第二节　精神科

一、精神科医师的基本要求

1. 完成 3 年的精神科住院医师规范化培训，再积累 1 ~ 2 年的精神科临床工作经验，最后在高级认知中心接受规范化进修培训。

2. 熟练掌握精神医学、神经病学、睡眠医学、神经心理学、心理测量学、心理治疗学等方面的知识，熟悉各种精神疾病的诊断、鉴别诊断、量表评估、药物及非药物治疗方法。

3. 熟悉认知科学的基本原理和研究方法，特别是与认知功能相关的领域,如注意力、记忆、思维、语言等,以便更好地理解和评估患者的认知状况。

二、精神科医师的工作内容

1. 行为精神症状评估　在评估中,应以患者为中心,通过对家属和亲友的多角度询问和观察,了解患者的现病史、既往史、家族史、生活方式等信息,评估患者是否存在情感和人格障碍、脱抑制行为、活动过度类行为异常及精神病性症状,并明确其严重程度,查找引起行为精神症状的器质性及非器质性病因并评估症状的严重程度。

2. 非药物干预　非紧急情况下,非药物干预为首选方法,可最大程度恢复社会、生活功能。

(1)心理干预:患者心理干预,包括支持心理治疗、认知行为疗法、家庭治疗等,防止患者自伤及自杀。照料者心理干预,包括对照料者进行健康教育、讲授解决问题的技巧、制订长程心理干预计划、提供良好的情感支持。

(2)物理治疗:包含改良电休克治疗、重复经颅磁刺激、生物反馈治疗、音乐治疗等。制订个体化的治疗方案,定期复查,监测病情变化,评估治疗的安全性及有效性,及时调整治疗计划。

(3)其他干预方式:包括感官刺激治疗、音乐治疗、舒缓治疗、香氛治疗、认知训练、有氧运动等,帮助减轻患者紧张和焦虑情绪,提高心肺功能。

3. 药物干预　常用药物包括抗精神病药、抗焦虑/抑郁药、心境稳定剂、乙酰胆碱酯酶抑制剂、N-甲基-D-天冬氨酸受体(N-methyl-D-aspartate receptor,NMDAR)拮抗剂等;依据病因、认知障碍类型制订个性化治疗方案,严密观察副作用,及时调整药物方案。

三、精神科的基本软件和硬件

1. 神经心理评估工具　应涵盖行为精神各认知域的评估个体认知功能、情绪状态、精神症状、神经心理特质等的评估工具。

2. 心理治疗及物理治疗配套设施　个体及团体的心理治疗室,电、磁、声音物理干预仪器。

(王延江　梁春荣)

第三节　老年医学科

一、老年医学科医师的基本要求

认知障碍的主要患病人群为老年人,而老年人由于机体功能的退化,多病共存、多重用药、老年综合征等问题突出,多合并不同急、慢性问题需要解决。医师应具备以下条件才适合进入痴呆专科领域开展工作。

1. 完成 3 年内科住院医师规范化培训后,完成老年医学专科培训,再具备 3 年以上老年神经专业的工作经历。

2. 充分掌握神经病学、精神医学、老年医学的相关知识,掌握认知障碍相关疾病的诊断、治疗、随访、康复知识,可制订认知康复计划,定期随访,并能根据患者情况适时调整随访计划,可处理老年认知障碍患者常见的并发症、合并症,做好老年慢病管理及急症处理。

3. 熟悉老年综合评估和神经心理认知量表的评估操作,能客观准确地判读相关量表的评分,能整合不同认知量表的信息给出最终测评结果;能熟练进行影像学判读,熟悉常见认知障碍 MRI、PET 表现。

二、老年医学科医师的工作内容

1. 认知障碍的诊断　相较于其他人群而言,老年人群认知障碍多受其他因素影响。因此老年医学科医师对于认知障碍人群的诊断需要掌握 4D 原则,即抑郁(depression)、谵妄(delirium)、药物(drug)、痴呆(dementia)。当遇到主诉为认知障碍的人群时,先通过采集病史、体格检查、神经心理量表评估明确是否有认知缺损;如果存在认知缺损且有可治疗的抑郁症状,可在进一步治疗抑郁后随访患者的认知功能,再次评估患者是否存在认知缺损,如果仍存在认知缺损且无可治疗的抑郁症状,明确患者是否存在谵妄的特征;如果考虑谵妄,寻找引起谵妄的原因,治疗谵妄;若不符合谵妄特征,则明确有无新增影响认知的药物;若有则先停药,观察随访,若无则结合临床和影像学明确是否符合神经变性痴呆;若不符合则考虑血管、肿瘤、感染、代谢、中毒、营养等疾病所致,如符合神经变性痴呆,则需要考虑阿尔茨海默病、路易体痴呆、额颞叶痴呆、帕金森病痴呆等,进一步行鉴别诊断(图 3-3-1)。

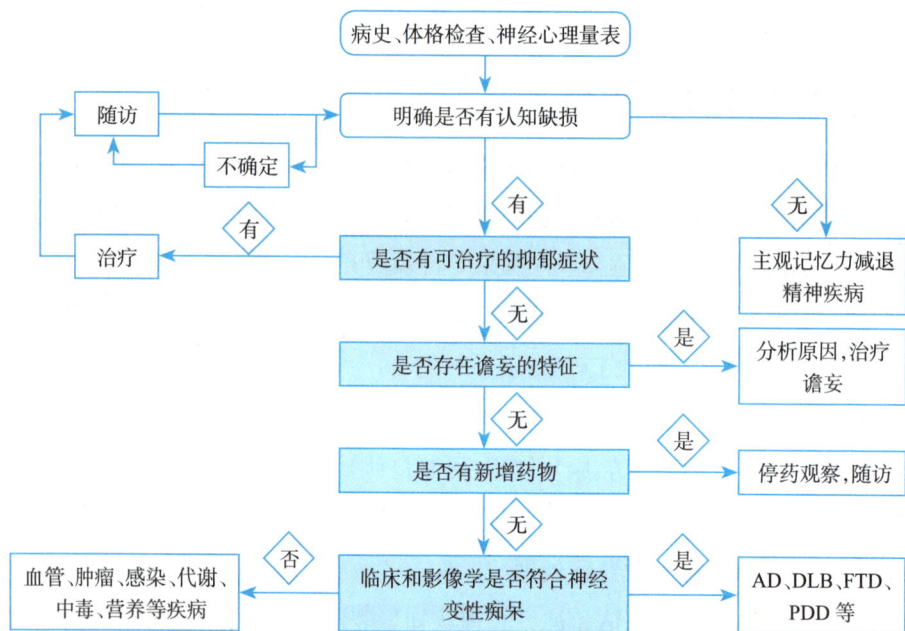

病史、体格检查、神经心理量表

明确是否有认知缺损

随访

不确定

治疗

有

是否有可治疗的抑郁症状

无

是否存在谵妄的特征

无

是否有新增药物

无

临床和影像学是否符合神经变性痴呆

有

无

主观记忆力减退
精神疾病

是

分析原因,治疗谵妄

是

停药观察,随访

否

血管、肿瘤、感染、代谢、中毒、营养等疾病

是

AD、DLB、FTD、PDD 等

AD. 阿尔茨海默病;DLB. 路易体痴呆;FTD. 额颞叶痴呆;PDD. 帕金森病痴呆。

图 3-3-1 4D 原则诊断痴呆

2. 认知障碍的治疗和随访　熟悉和掌握认知障碍患者的治疗,根据患者疾病的严重程度、行为精神症状,以及相关生化检查、心电图检查、基因检测、影像学指标,选择合适的药物治疗,熟悉各药物的不良反应,对于非药物治疗,可制订相应计划并实施,定期随访,及时调整治疗及康复方案。

3. 认知障碍患者常见合并症的控制　认知障碍患者多为老年人群,常合并多种疾病。

(1)糖尿病:认知障碍和糖尿病相互影响。认知障碍人群常无法自行执行血糖监测和管理任务,常易出现低血糖,需要针对认知障碍患者调整治疗方案,选用低血糖风险低的药物;同时尽可能简化治疗方案,采用"去强化"治疗,将血糖控制目标放宽,避免低血糖和高血糖危象。

认知障碍合并糖尿病患者需要进行健康分组,根据有无使用增加低血糖发生风险的药物(胰岛素、磺脲类药物、格列奈类药物等)的情况,早期痴呆和中晚期痴呆患者的糖化血红蛋白、空腹血糖、餐后血糖控制目标不一。若未使用增加低血糖发生风险的药物(胰岛素、磺脲类药物、格列奈类药物等),早期痴呆患者糖化血红蛋白控制在 8.0% 以下,空腹血糖控制在 5.0 ~ 8.3mmol/L;中重度痴呆患者糖化血红蛋白控制在 8.5% 以下,空腹血糖控制在 5.6 ~ 10.0mmol/L。若已使用增加低血糖发生风险的药物,则早期痴呆患者糖化血红蛋白控制在 7.5% ~ 8.0%,空腹血糖控制在 5.6 ~ 8.3mmol/L;中重度痴呆患者糖化血红蛋白控制在 8.0% ~ 8.5%,空腹血糖控制在 5.6 ~ 10.0mmol/L。

(2)高血压:老年高血压常常表现为收缩压升高,舒张压不高,脉压变大,且多联合用药进行降压治疗,易导致血压波动大、控制困难。高龄老年、衰弱或存在认知障碍的高血压患者对于血压下降的耐受性更差,药物的使用应遵循小剂量起始、长效药物首选、联合治疗首选单片复方制剂、个体化的原则,直至血压达标。

在能够耐受的情况下,将 65 ~ 79 岁的非衰弱老年高血压患者的血压控制在 < 130/80mmHg(1mmHg=0.133kPa)。对于年龄 ≥ 80 岁的非衰弱高龄高血压患者,血压控制目标为血压 < 150/90mmHg,在耐受性良好的前提下可以尝试更低的血压控制目标,但应避免收缩压 < 130mmHg。

(3)冠心病:老年冠心病发病表现常不典型。老年患者由于认知障碍,无法准确表达胸闷、胸痛的症状,故老年痴呆患者冠心病的管理尤为重要,处理措施主要包括缓解心肌缺血症状和减少心血管事件发生概率,改善预后。

1)缓解症状的药物:主要有 β 受体阻滞剂、硝酸酯类药物、钙通道阻滞剂、哌嗪类衍生物、伊伐布雷定及尼可地尔。

2)改善预后的药物:β 受体阻滞剂、抗血小板药、调脂类药物、血管紧张素转换酶抑制药和血管紧张素 II 受体阻滞剂。

3)溶栓治疗:在无介入条件的医疗机构可考虑溶栓治疗。但老年患者出血风险高,对于 80 岁以上患者,原则上不推荐进行溶栓治疗。

4)血运重建:对于在充分的药物治疗下仍存在有反复发作的缺血症状或大范围心肌缺血证据的稳定性冠心病患者,或急性冠脉综合征的患者,可以考虑进行经皮冠状动脉介入治疗或冠状动脉旁路移植术。

(4)营养不良:认知障碍中晚期患者普遍存在体重下降、营养不良风险。

认知障碍患者存在嗅觉障碍、注意力损害和执行功能损害、运动障碍、失认、行为精神异常、吞咽功能异常等,患者食欲下降、进食困难,甚至拒食,从而导致营养不良。

早期的营养筛查十分重要,反映身体营养状况的常用指标包括微型营养评定(Mini-Nutritional Assessment,MNA)分数、微型营养评定简表(Mini-Nutritional Assessment Short-Form,MNA-SF)分数、上臂围、三头肌皮褶厚度、体内脂肪重量和瘦体重、身高、体重、体重指数(body mass index,BMI)等。

认知障碍老人的能量摄入平均为 30kcal/(kg·d)(1kcal=4.18kJ),蛋白质摄入为 1.0g/(kg·d),根据营养水平调整,脂肪每日供给量占总能量的 20% ~ 25%,碳水化合物每日供给量占总能量的 55% ~ 60%,并补充充足的维生素及微量元素。

认知障碍老人的进食过程也需要管理,包括在舒适的家庭式氛围中用餐,准备适合老人的特殊餐具或根据文化背景提供特定区域性的餐具和食物,鼓励老人与照料者、家人、朋友交流,根据老人的喜好准备充足的食物,避免饮食限制等。

(5)衰弱:衰弱和认知障碍呈正相关,衰弱可加重患者认知障碍的程度,而认知障碍患者的衰弱风险也比正常老年人高。故对于认知障碍合并衰弱的老年患者,要早期预防和干预。衰弱目前尚无特异性的预防及干预手段,研究表明对重度衰弱患者的干预效果不佳,因此衰弱的早期干预十分重要。衰弱的干预主要包括运动锻炼、营养干预、共病和多重用药管理、多学科团队医疗护理模式、减少医源性损害、药物治疗等。

(吕　洋　田　琦)

第四节　神经外科

一、神经外科医师的基本要求

1. **知悉认知障碍诊断的三个层次**　①明确是否为痴呆;②明确痴呆的病因;③明确痴呆的严重程度。

2. 掌握常见的导致认知障碍的神经外科疾病,如特发性正常压力脑积水(idiopathic normal-pressure hydrocephalus,iNPH)、颅脑外伤、硬膜下血肿及脑转移瘤等的诊断标准、适应证、禁忌证和手术操作规范。

二、神经外科医师的工作内容

1. 掌握 iNPH 的诊断标准

(1)"可能的 iNPH"诊断标准:如果满足以下条件,诊断为"可能的 iNPH"。

1)具有临床三联征(步态障碍、认知障碍和尿失禁)中的一种以上症状。

2)上述临床症状不能用其他疾病解释。

3)颅脑 CT 或 MRI 检查发现脑室扩大的证据:Evans 指数(Evans index,EI)≥ 0.3 或当 EI < 0.3 时,z-Evans 指数(z-Evans index,z-EI)> 0.42,脑 / 脑室比率(brain/ventricle ratio,BVR)< 1.0[通过前连合(AC)平面] 和 / 或 BVR < 15[通过后连合(PC)平面]。

4)排除可能引起脑室扩大的既往疾病,包括蛛网膜下腔出血、脑膜炎、颅脑损伤、先天性 / 发育性脑积水和导水管狭窄。

(2)"很可能的 iNPH"诊断标准:如果患者完全满足以下三个条件,诊断为"很可能的 iNPH"。

1)满足"可能的 iNPH"诊断标准。

2)脑脊液压力 ≤ 200mmH$_2$O(1mmH$_2$O=0.009 8kPa),实验室检查结果正常。

3)符合以下两个特征之一:①具有蛛网膜下腔不成比例扩大的脑积水(DESH)征的神经影像学特征伴步态异常(步基增宽、步距缩小、拖曳步态、行走和转身时不稳);②放液试验(腰椎穿刺放液和 / 或持续腰大池引流试验)阳性。

(3)"临床确诊 iNPH"的诊断标准:iNPH 分流术后症状改善。

2. 掌握 iNPH 的手术适应证、禁忌证、手术方式选择及操作规范 脑脊液分流术是治疗 iNPH 的有效方法,早期手术可明显改善患者的病情及预后。症状持续时间小于 6 个月的患者改善的可能性最大,而症状(特别是痴呆)持续大于 2 年或 3 年的患者改善率较低。因此一经诊断为"很可能的 iNPH",若无手术禁忌证,应尽早行脑脊液分流术。

（1）手术适应证

1）症状持续进展。

2）腰椎穿刺放液试验阳性。

3）术前评估预计可以手术获益。

（2）手术禁忌证

1）颅内出血急性期。

2）颅内感染，有脑脊液感染或感染病灶。

3）头皮、颈部、胸部、腹部皮肤有感染。

4）腹腔内有感染。

高龄不是 iNPH 患者的手术禁忌证。

（3）手术方式选择：常用分流手术方法有脑室 - 腹腔分流术（ventriculo-peritoneal shunt，VPS）、脑室 - 心房分流术（ventriculo- atrial shunt，VAS）和腰大池 - 腹腔分流术（lumbo-peritoneal shunt，LPS）。VPS 和 LPS 是主要的手术治疗方法。神经外科医师需要掌握上述手术操作方法。

（卜先乐　赖玉洁）

第五节　神经影像学

一、神经影像医师的基本要求

1. 具备 3 ~ 5 年 MRI 和 PET 影像诊断的训练基础，并有从事神经影像专业 2 ~ 3 年的工作经历，才适合进入认知中心神经专科领域从事工作。

2. 熟练掌握与认知障碍相关疾病的成像方法及诊断知识，尤其是各种新技术的临床应用、多种成像技术的综合应用。

3. 熟悉认知域常见的临床症状、体征、病程进展等，定期参加神经专科的多学科会诊，从解决临床问题出发，将影像与临床密切结合，有助于提高疾病的诊断准确性。

二、神经影像医师的工作内容

认知障碍相关疾病的特征影像学表现通常包括 MRI 结构影像和 PET 分子/功能影像。面对以认知障碍为主要临床表现的患者，应先完善结构性 MRI，以明确其颅内病变和脑萎缩情况。对于伴有特定临床表现的患者，推荐加行特定 MRI 序列扫描进一步辅助诊断。对于怀疑神经变性疾病导致的痴呆，推荐完善 ^{18}F-FDG PET 和 Aβ-PET、tau-PET 检查。具有 PET/MRI 设备的单位，推荐采用 PET/MRI 一体化成像采集认知障碍相关疾病患者的 PET 与 MRI 影像。认知中心神经影像医师的日常工作主要包括核对基本信息、图像处理、图像质量评价、图像分析与报告等方面。

1. 核对基本信息　核对受检者的基本信息、临床症状、初步诊断及检查目的。

2. 图像处理　PET 图像需要与同机的结构图像（如 CT、MRI）进行融合显示。

3. 图像质量评价　评价影像的质量，注意观察是否存在运动伪影、衰减伪影，评价图像融合配准质量等。

4. 图像分析与报告　对于 MRI 影像，基于常规结构性 MRI 分析脑萎缩情况及白质高信号分布，基于斜冠状位 T_1WI 图像进行海马内侧颞叶萎缩评分，基于弥散加权成像（diffusion weighted imaging，DWI）图像评价脑内弥散受限病灶，基于磁敏感加权成像（susceptibility weighted imaging，SWI）图像评估脑内微出血灶，基于弥散张量成像（diffusion tensor imaging，DTI）评估脑白质纤维的连续性和完整性。对于 PET 影像，根据不同的显像剂，选择适当的脑区作为阴性对照参考区进行视觉分析和半定量分析，详细描述摄取异常的脑区，并清晰说明脑 PET 显像结果是否为阳性。最终结果的判读需要整合患者的临床信息、结构影像、PET 显像结果等。鉴于认知障碍相关疾病的异质性和复杂性，必要时相应报告需要与临床送检医师进行多学科讨论后进行修正。

三、神经影像学的基本软件和硬件

影像设备和分析软件是认知中心建设的基本条件，包括以下几个方面：

1. 放射性药品合成相关设备和仪器 PET/CT 或 PET/MRI 是诊断认知障碍相关疾病的重要手段,常用的放射性药品包括 Aβ 显像剂、tau 蛋白显像剂、18F- 氟代脱氧葡萄糖(^{18}F-fluorode-oxyglucose,^{18}F-FDG)等,其中大部分放射性药品暂未在国内上市。由于正电子核素的半衰期较短(一般不超过 2 小时),生产企业难以实现异地供应,目前多为医疗机构自行制备和使用。根据《医疗机构制备正电子类放射性药品管理规定》相关要求,持有第Ⅲ类以上(含第Ⅲ类)《放射性药品使用许可证》的医疗机构,可自行制备《医疗机构制备正电子类放射性药品管理规定》附件 1 以及《第三批鼓励仿制药品目录》(国卫办药政函〔2023〕471 号)中的放射性药品。持有第Ⅳ类《放射性药品使用许可证》的医疗机构可自行研制和使用国内市场没有或技术条件限制而不能供应的放射性药品。因此,认知中心所在单位需要具备相应等级的《放射性药品使用许可证》《辐射安全许可证》和《放射性工作诊疗许可证》,所制备的放射性药品需取得《正电子类放射性药品备案批件》。相应影像科室需要配置医用回旋加速器、放射性药品合成热室、放射性药品化学自动化合成模块、药品质量控制和检测相关仪器,用于放射性核素生产、放射性药品的合成与标记、放射性药品的质量控制与检测等。

2. 成像设备 认知障碍相关疾病的影像诊断需要结构影像和功能 / 分子影像的整合信息作为影像诊断依据。因此,认知中心所在单位需要配置提供结构信息的 CT、MRI 和提供功能 / 分子信息的 PET/CT,若认知中心配置了 PET/MRI,则可直接行 PET/MRI 一体化显像。

3. 图像处理与分析软件 图像分析方法分为视觉分析和半定量分析。临床上一般采用视觉分析对图像进行判读,所采用的图像处理软件为扫描设备配套图像后处理工作站。若需要采用半定量分析进行精准诊断、监测疗效,需要采用定量软件。

4. 图像储存 影像学数据的可靠储存和应用便利化是发展的趋势。目前,影像存储与传输系统(picture archiving and communication system,PACS)应用较广,是利用计算机获取、传输、存档和处理医学影像学信息的技术。PACS 可实现认知障碍相关疾病影像学信息的共享,不仅有利于将不同检查设备的图像进行综合分析,提高诊断效率和诊断质量,还对科研、教学资料的累积和存储具有重要价值。

（陈　晓）

第六节　神经电生理学

一、神经电生理医师的基本要求

1. 神经电生理医师的资质要求

(1)具有国家教育行政主管部门认可的医学院校毕业的学历或学位。

(2)取得神经内科、神经外科等相关临床专业的执业资格证书。

(3)具有 1 年以上神经内科临床工作经验或 1 年以上神经电生理专业工作经验。

(4)参加正规部门举办的脑电图专业培训并结业,通过脑电图中级及以上考试。

2. 神经电生理医师的专业知识和技术要求

(1)掌握神经病学和神经电生理的基础知识,并熟练掌握脑电图/诱发电位的记录技术和仪器操作,对监测过程中出现的特殊情况具有独立或协助进行现场处理的能力,能熟练对脑电图、事件相关电位的结果进行判读解析,并结合临床表现解释各种脑电图现象的诊断意义。

(2)掌握不同认知障碍的脑电图、事件相关电位特征,如阿尔茨海默病患者脑电图特征为广泛背景活动慢化,慢波普遍增强;路易体痴呆患者脑电图特征为显著的后部慢波,且在前 α 波和 θ 波之间呈周期性波动;额颞叶痴呆患者脑电图特征为 α 节律慢化,部分可出现前头部低 - 中波幅的 θ 及慢 α 活动;克 - 雅病患者脑电图出现周期性三相波。

(3)能够结合临床表现、神经影像学对认知障碍的病因诊断或鉴别诊断作出判断,如脑电图异常的严重程度超过患者临床表现,则提示可能存在某些可治疗的病因,如代谢、中毒、感染等;如脑电图正常或轻度异常,而临床有严重的认知损害,则提示皮质性痴呆或抑郁性假性痴呆的可能。

二、神经电生理技师的基本要求

1. 神经电生理技师的资质要求

(1)具有医学教育背景,从事神经电生理专业工作1年以上。

(2)通过系统的脑电图专业培训并结业,通过脑电图初级及以上水平考试或神经电生理(脑电图)技术职称考试。

(3)定期参加脑电图技师资格审查及考试。

2. 神经电生理技师的专业知识和技术要求

(1)掌握神经解剖学和神经电生理的基础知识。

(2)掌握认知障碍的脑电图特点及相关临床知识。

(3)掌握脑电图及诱发电位记录技术和仪器操作、维护、电极安放、参数调整等,能及时识别和排除记录中的伪差。

(4)具备脑电图、事件相关电位的判读及初步报告书写技能。

(卜先乐　王园园)

第七节　神经病理学

一、神经病理学医师的基本要求

在神经病理的诊断实践中,病理医师需要掌握基本的神经科知识和术语,以及影像学及神经电生理学的相关概念等。要求在完成病理学住院医师规范化培训的基础上进一步接受神经病理亚专科培训,亚专科培训建议为期一年及以上。神经病理学亚专科医师的具体培训要求包括以下几点。

1. 神经病理基本功的训练　病理医师的基本功包括取材和阅片。神经病理医师的取材对象包括脑脊液,经活体组织检查(简称活检)、手术切除及尸检获得的中枢或周围神经系统样本。阅片方面,首先要熟练掌握神经病理的基本病变,其次还要熟练掌握神经系统各种疾病的病理特点。

2. 神经内科和神经外科临床的轮转和培训　神经病理学亚专科培训的医师需要进入神经内科和神经外科临床进行轮转和培训,以熟悉神经系统疾病的诊疗流程、体格检查及辅助检查的应用。病理医师在诊断过程中也要及时与临床医师沟通病史、实验室检查结果及术中所见等信息,以提高诊断的符合率。另外,通过参加神经科临床病理讨论会及多学科协作的讨论,病理医师可以明晰组织形态学观察的重点及病理诊断的意义。

3. 神经影像科的轮转和培训　影像学技术的进步和普及提供了越来越精确的定位及定性信息,与神经影像学的紧密结合将为神经病理诊断带来强大的助力。因此要求病理医师进入影像科进行为期一个月的神经影像学轮转和培训,以了解影像学的诊断思路、诊断术语,熟悉神经系统疾病的影像学表现和特点。

4. 专业知识的更新　随着分子生物学技术的快速发展与临床应用,神经变性疾病迈入蛋白质及分子病理时代。因此,除了基本的免疫组织化学染色,病理医师需要应用相应的抗体及特殊染色对关键蛋白 [如 $A\beta_{42}/A\beta_{40}$、tau 蛋白、TAR DNA 结合蛋白 43(TDP-43)、α 突触核蛋白等] 及包涵体结构进行识别。

二、神经病理学医师的工作内容

1. 常规工作包括脑(脊髓)组织、周围神经等样本的收集和处理、蜡块和切片的制备、染色,以及阅片和诊断等,主要由医师团队和技术团队负责完成并接受质控检查。

2. 医师的工作主要涉及样本的取材、记录、阅片及诊断报告的书写,另外根据需要参加临床病理讨论会及多学科协作讨论。

3. 病理技师需配合医师的取材和记录,进行蜡块和切片的制备、染色 [苏木精 - 伊红(hematoxylin and eosin,HE)染色、免疫组织化学染色、特殊染色] 以及后续的归档及管理。

三、神经病理学的基本软件和硬件

1. 仪器设备　病理科应有常规石蜡切片染色室及免疫组织化学室,可行组织的石蜡包埋,苏木精 - 伊红染色、髓鞘染色等特殊染色及免疫组织化学染色。主要仪器设备包括病理取材通风系统、脱水机、组织包埋机、石蜡切片机、染色机、封片机等;配套的软件包括病理取材记录及报告系统、病理信息管理系统;也需要显微镜及采图系统、数字病理切片扫描系统、样本存放柜、蜡块及切片存储柜。

2. 神经病理诊断常用染色技术

(1)病理科常规进行的是 HE 染色。除此以外,需要利用多种一抗进行免疫组织化学染色以显示神经元及其突起 [如神经元核蛋白(neuronal nuclear antigen,NeuN)、微管相关蛋白 2(microtubule-associated protein,MAP2)及突触素(synaptophysin,SYN) 等]、星形胶质细胞 [如胶质纤维酸性蛋白(glial fibrillary acidic protein,GFAP)]、少突胶质细胞 [少突胶质细胞转录因子 2(oligodendrocyte transcription factor 2,Olig2)],以及髓鞘成分 [髓鞘碱性蛋白质(myelin basic protein,MBP)和髓鞘少突胶质细胞糖蛋白(myelin oligodendrocyte glycoprotein,MOG)] 等。涉及神经变性疾病的诊断时还需要泛素(ubiquitin)、磷酸化 tau 蛋白(phosphorylated tau,P-tau)、$A\beta_{42}/A\beta_{40}$、α 突触核蛋白、TDP-43,以及 P62 等相关抗体以明确病变的蛋白质病理及其分布。

(2)特殊染色:特殊染色技术在神经病理学领域应用得比较广泛。常用的特殊染色技术有 Luxol Fast Blue(LFB)髓鞘染色、显示淀粉样物质的刚果红染色,以及弹力纤维染色。在神经变性疾病中,Gallyas 银染色等可以用来显示神经原纤维缠结等特异性包涵体结构。

(朴月善)

第八节　康复医学

一、认知康复团队的基本要求

康复医学科是认知中心的重要组成部分。康复医学以功能障碍的诊断与治疗为导向,对各种疾病导致的认知障碍进行多维度评定,确定认知障碍对日常生活和社会能力的影响;根据评定结果并结合患者需求和家庭社会环境因素制订个性化康复计划,以回归家庭和社会为目标设计康复内容,重点改善认知障碍,同时兼顾相关语言、心理、运动、感觉功能的恢复。

认知康复团队提供全方位的认知评估和康复指导,具体包括:

1. 认知康复医师　作为康复小组的核心,应具有高级认知中心的临床实践和/或认知专科培训经历。除常规对患者的全身状况、原发疾病及功能障碍进行全面的评估外,还需要熟悉各种认知评估量表和设备,并能根据评估结果作出认知障碍全面诊断,制订合理的康复计划。

2. 心理测评员和认知康复员　康复医师或治疗师经过高级认知中心培训基地的正规培训,获得相应从业资格;可进行认知功能量表检查,操作认知评估设备,根据评定结果制订并实施认知康复计划。

3. 认知专科护士　应具有高级认知诊疗中心的临床实践和/或认知专科护理培训经历,考试合格取得资质证书。

二、认知康复团队的工作内容

对认知障碍进行全流程管理,最大限度地恢复患者的认知功能、日常生活活动能力及社会参与能力。

1. 院前宣教　与社区机构合作,开展认知障碍的宣传教育活动,提高公众对认知障碍的认识和关注度,促进社会对认知障碍患者的理解和支持。

2. 门诊及入院评估　认知障碍门诊首诊患者的初步评估包括量表筛查和设备快速筛查,对初筛异常者进行认知成套测验和专项测验或多模态脑功能数据采集以丰富评估、诊断信息。

3. 综合康复　根据评估结果、患者及家属的需求等确定近期和远期目标,制订个性化康复治疗计划,包括个体化的药物和非药物治疗方案(基础认知训练、多模态运动认知综合康复训练、神经调控等);为每位患者建立详细的个案管理档案,记录其在康复过程中的所有关键信息和数据;康复治疗过程中不断根据评估结果调整和优化治疗方案,确保患者在整个康复过程中得到持续的支持和关注。

4. 家属指导、家庭远程评估与康复、随访　在住院或门诊康复训练一段时间后,予以家属指导,根据情况继续家庭远程训练或社区康复,可定期门诊复诊评估或家庭远程评估。

5. 照料者培训　对照料者进行宣教培训,建立支持小组,以减轻其心理负担。

三、认知评定与康复的基本软件和硬件

应配备认知功能及其他相关评估量表、多模态评估系统;配备基础认知训练工具、计算机辅助认知训练设备、虚拟现实测试与训练系统、近红外脑功能治疗仪、经颅磁刺激治疗仪、经颅直流电治疗仪,有条件的单位可配备脑机交互训练设备等先进的康复设备。

1. 认知评定工具及设备

(1)认知功能及其他相关评估量表:应包括认知总体功能评估和各认知域专项评估,以及行为精神症状和日常生活活动能力等的评估。

(2)多模态评估系统

1)功能性近红外光谱技术(functional near-infrared spectroscopy,fNIRS):优势是可检测各种任务态的大脑皮质功能活动及脑功能连接,通过定量大脑皮质激活、脑功能连接,可为评估和精准康复训练提供一种新手段。

2)事件相关电位:包括 P50、N1、P2、P300、关联性负变(contingent negative variation,CNV)、失匹配负波(mismatch negativity,MMN)等的潜伏期和波幅及空间分布均不同,可用于评估疗效。

3)fNIRS+脑电图(electroencephalogram,EEG)联合评估:两种方法的优势互补,可以提供大脑皮质的电活动和代谢-血流动力学信息。

4)认知眼动检测技术:通过眼动仪记录在不同认知任务中的眼动数据如瞳孔直径、反应时、兴趣区、注视比、注视次数、首视点等,分析和评估社会注意力、情绪识别缺陷、记忆障碍、视觉搜索能力、注意障碍、执行功能等相关认知域的功能;亦可进行社区认知障碍的快速筛查,重症患者认知康复训练、注意功能障碍眼动强化训练。

2. 认知康复工具及设备

(1)基础认知训练工具:字词图卡片、拼图、镶嵌板等传统面对面训练工具。

(2)计算机辅助认知训练设备:数字化、自适应认知功能训练设备,早期床旁认知功能训练系统、远程认知康复系统平台。

(3)虚拟现实(virtual reality,VR)测试与训练系统:可用于运动认知综合康复训练,通过 VR 最大程度地还原现实场景,以实景体验、技能再学习的方

式来帮助患者改善注意力、执行力和日常生活活动能力等,并可通过场景再现治疗焦虑、恐惧症及创伤后应激障碍等。

(4)近红外脑功能治疗仪:利用近红外光调控大脑功能的新型设备,通过各种传输方法向神经组织施加一定剂量的光,对 AD 等神经变性疾病有一定疗效,无创且未发现不良反应。

(5)经颅磁刺激治疗仪:具有连续可调重复刺激的经颅磁刺激(transcranial magnetic stimulation,TMS),可通过不同的频率达到治疗目的,高频(> 1Hz)主要是兴奋神经的作用,低频(≤ 1Hz)则是抑制的作用。导航下的经颅磁刺激治疗,可更精准地调控神经,改善认知功能。

(6)经颅直流电治疗仪:微弱的经颅直流电刺激可以引起大脑皮质双相、极性依赖性的改变,阳极刺激通常能增强刺激部位神经元的兴奋性,阴极刺激则降低刺激部位神经元的兴奋性,亦可调节远隔皮质及皮质下区域兴奋性,对言语、认知、运动均有治疗作用。

(吕泽平　张慧丽)

第九节　护理工作

一、认知中心护士的基本要求

1. 加强临床知识培养　认知中心护士应该掌握认知障碍患者的病理生理学知识、心理学特点和行为表现、护理需求及护理计划制订、药物和非药物治疗、安全管理和紧急情况应急处理,以及家庭照料和照料者支持、环境支持等内容。

2. 加强实践能力培养　在临床实践的过程中,认知中心护士应全面提升对认知障碍患者的护理技能水平,掌握不同认知障碍患者如轻度认知障碍、痴呆等的认知刺激、认知训练与认知康复的干预方案;同时为存在多种功能障碍的患者(如言语障碍、运动障碍和行为精神异常等)提供整体护理照护,既要分工明确,责任落实到人,又要开展协作,做好医疗资源协调工作,致力于提升患者服务质量。

3. 加强综合能力培养 综合能力包括管理能力、专业能力、科研能力、教学能力和沟通与协作能力等内容。认知护理专科的发展需要创新,在专业知识积累的同时不断提高科技创新能力;增强护士教学能力,促进认知护理亚专科队伍的发展;培养护士管理能力,以便协调医疗护理资源;提升沟通能力,有效促进团队合作,增进与患者、照料者之间的信任,建立良好的护患关系。

二、护士主导的认知护理发展新模式

1. 借鉴国际认知护理发展经验 在痴呆照护方面,国内外开展了一系列照护工作,促进患者生命质量的提升。欧洲国家开发了关于痴呆照护的地图系统,包含痴呆诊断阶段至生命终结阶段的全过程,涉及痴呆的筛查、诊断程序和治疗、门诊护理设施、居家护理、机构照护、姑息治疗等内容,为痴呆患者照护提供方案指导。

2. 建立认知训练护理门诊 2017年首都医科大学宣武医院成立全国首家认知训练护理门诊,首次开展以护士为主导的认知训练,通过护理干预为认知障碍患者及照料者提供科学化、专业化、系统化与个性化的护理服务;同时构建护理门诊指标体系,把控认知专科护理关键环节,搭建住院治疗与居家康复的桥梁,建立认知障碍患者"门诊 - 住院 - 居家"的全程闭环管理新模式。服务内容从疾病护理向认知障碍预防、健康管理与促进转换,可开展多样化的认知干预。服务形式方面,通过开展线上与线下的认知训练护理服务,延缓轻度认知障碍等患者的病情进展,减轻照料者负担。

三、认知中心护理工作建议

1. 人才队伍建设 完善认知专科护理的教育体系,加强师资力量的队伍建设,强化认知专科护士的疾病理论与临床实践能力,培养开展认知康复工作的中坚力量;为认知障碍患者提供及时、适当的护理,同时建立人才培养制度与奖励机制,留住人才,打造一流的认知专科护理团队。

2. 人群生命周期 以预防青年人认知障碍的健康照护为逻辑起点,关注青年人、中年人和老年人的认知健康问题;在医疗健康体检中增加关于认知筛查的内容,护理人员参与认知筛查,全方位、多层次、全流程地开展人群认知健康的预防与管理工作。

3. 学科建设　不断深化护理与基础医学、人工智能、社会学和信息学等交叉学科的融合与发展,促进认知障碍患者多学科融合的照护服务发展,认知护理专业在高水平研究课题与科技成果等方面取得突破性进展,推动认知护理专科迈向新高度。

4. 制度体系　扩大医疗保险服务范围,增强商业保险对痴呆的保障能力,建立完善的认知障碍患者及家庭的社会支持与保障体系,推动全社会认知障碍护理服务制度完善与发展。

5. 技术发展　随着 5G 技术、人工智能时代的到来,数字化健康为护理赋予了新的发展机遇。使用地理信息系统/全球定位系统规划痴呆服务,分配与优化医疗资源,依托科技赋能认知护理专科建设,使认知障碍患者的智慧照护模式逐渐迸发出新的工作内涵;远程诊疗、移动健康、智能化健康穿戴设备、机器人辅助照护等可以适应灵活多变的场景变化与患者需求,认知训练工具与产品实现科技赋能成为助力患者认知功能改善的重要举措;发挥护理国控专业的优势与特性,增强认知护理专业的新质生产力,促进认知障碍患者的认知康复。

(常　红)

第十节　多学科诊疗

认知障碍的临床表现多样,首发症状不尽相同,部分病例诊断及鉴别困难,单一科室难以做好诊断及治疗,为了让认知障碍患者获得更好的诊断治疗、康复、随访,多学科的协同诊治模式被提出。认知障碍多学科诊疗(multidisciplinary team,MDT)是指由 2 位及以上不同专科的专家,围绕认知障碍通过定期、定时、定址的会议讨论,为患者制订最佳治疗方案的治疗模式。因此,为了更好地服务认知障碍人群,建议二级以上医院设置认知障碍门诊或专业的科室,均应开展认知障碍 MDT 模式。根据患者来源不同,MDT 的开展方式可不同。对门诊患者,可采用多学科门诊的形式开展 MDT,向医务处备案通过后,于门诊办公室申请场地、设备及号源;对住院患者,可采用全院多学科讨论的形式开展 MDT,由科室提供固定会诊场地及设备。

一、场地设置

会诊场地应大于 20m²,配备电脑、桌、椅、检查床,配置影像投影设备等,且另设安静的沟通室 1 间,不少于 10m²。

二、人员配备

MDT 人员包括主要负责人、主要固定会诊专家、联络员或秘书。主要负责人对 MDT 项目全权负责,主持并参与讨论,综合各专家讨论的意见,形成最终诊疗建议。主要固定会诊专家应选择有相关认知障碍诊疗经验的专科人员,包括但不限于老年医学科、神经内科、精神科、康复科、影像科、核医学科等相关科室副高级职称以上人员,每科室可备选 2 ～ 3 人。联络员或秘书负责病历资料收集、人员联络及会诊安排。

三、诊疗对象

1. 诊断及鉴别诊断困难的认知障碍患者。
2. 初诊早发型认知障碍患者。
3. 快速进展、治疗效果欠佳的认知障碍患者。
4. 行为精神症状突出,早期痴呆药物治疗效果欠佳的认知障碍患者。
5. 需要联合治疗的认知障碍患者。
6. 其他需要 MDT 的认知障碍患者。

四、具体流程

认知障碍 MDT 的具体流程见图 3-10-1。

```
┌─────────────────────────────┐
│ 门诊首诊医师根据诊疗情况筛选 │
│          MDT 患者           │
└─────────────────────────────┘
              │
       ┌──────────────┐
       │ 初步沟通,患者有 │
       │   MDT 意愿    │
       └──────────────┘
              │
┌─────────────────────────────┐
│          通知联络员          │
│ 告知患者姓名及联系方式,拟邀请 │
│        科室及专家名单        │
└─────────────────────────────┘
        │              │
┌──────────────────┐ ┌──────────────────────┐
│  联络员联系出诊专家  │ │   再次联系患者及其家属   │
│  协调专家出诊时间   │ │  确定会诊时间及会诊地点  │
│ 门诊申请 MDT 会诊室 │ │     告知会诊流程       │
│ 住院系统发出全院会诊通知并 │ 告知携带身份证件及既往就 │
│    通报医务科     │ │ 诊病历,检查检验资料    │
└──────────────────┘ └──────────────────────┘
              │
┌─────────────────────────────┐
│          MDT 会诊            │
│ 专家讨论,秘书 / 联络员书写   │
│      病历及讨论记录          │
└─────────────────────────────┘
              │
┌─────────────────────────────┐
│       MDT 会诊意见沟通        │
│  参与讨论专家、主持人、秘书   │
└─────────────────────────────┘
              │
┌─────────────────────────────┐
│     患者资料归档、登记随访     │
│   首诊医师、秘书 / 联络员     │
└─────────────────────────────┘
```

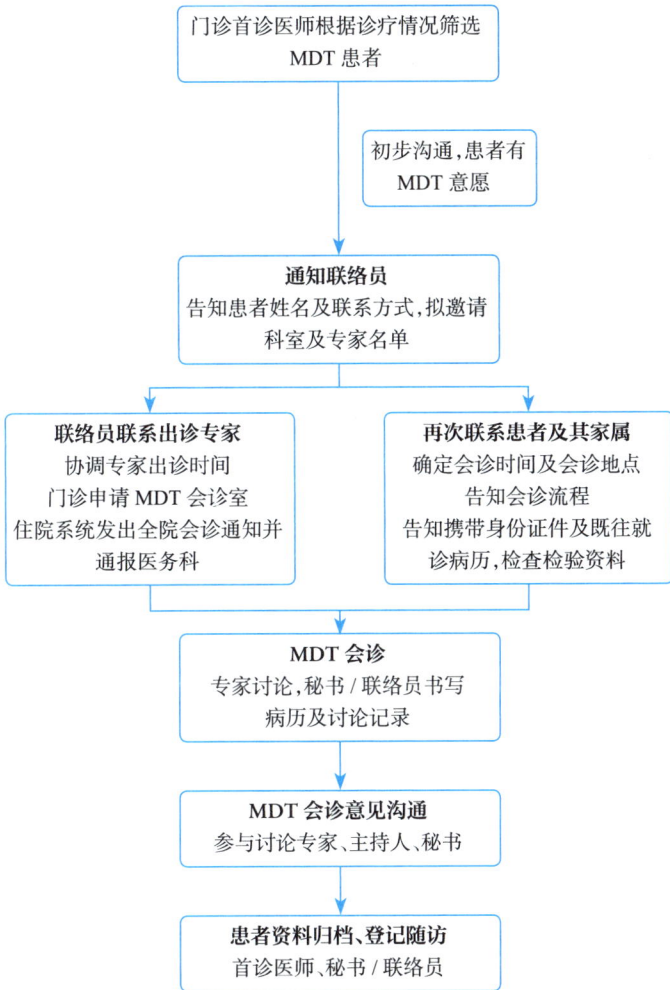

MDT. 多学科诊疗。

图 3-10-1 认知障碍 MDT 流程图

五、相关制度

1. MDT 会诊首诊负责制度 由 MDT 首诊申请科室医师联系联络员并全程参与 MDT 的开展,对会诊后结论进行具体实施,对患者进行门诊随访,并定期汇总随访资料进行讨论。

2. MDT 会诊人员替代制度 当固定会诊专家因故不能参加时,应指定科室同专业组高级职称人员替代其参加会诊。

3. MDT 随访制度 MDT 患者会诊后 3 ～ 6 个月需要随访患者情况,必要时行神经心理量表评估以明确患者疗效。

4. MDT 资料管理制度 做好 MDT 患者会诊讨论记录的收集、编号、归档,做到有据可查。

5. MDT 质量控制 为保证 MDT 会诊质量,需要定期对 MDT 会诊进行质量控制。每半年由 MDT 会诊主要负责人联合各科室主要固定会诊专家对近半年会诊讨论记录进行回顾分析,追踪会诊后随访情况,对会诊后效果欠佳的病例进行持续追踪,必要时再次会诊讨论。

(吕 洋 田 琦)

第四章
认知障碍诊疗中心诊疗规范

第一节　患者诊疗流程

在现代医疗服务体系中,认知障碍患者的诊疗与管理一直是一个重大挑战。认知障碍患者在理解和遵循医疗指导、沟通自己的病情和需求以及处理日常的医疗程序中,面临着比普通患者更多的困难,因此快速、便捷且通畅的诊疗流程至关重要。

一、门诊诊疗流程

(一)诊前流程与认知筛查

结合认知障碍患者的特殊性,尽量减少其在门诊就诊中的困难,采取专门的措施来满足他们的需求,以确保每一位患者都能得到妥善的安排并顺利就诊。

1. 认知障碍患者首次到医院就诊时,进入认知绿色通道,并由护理人员快速引导至认知专科门诊候诊。

2. 必要时可引导患者至独立设置的神经心理评估室,完成诊前认知筛查,如痴呆评定 8 项问卷(Ascertain Dementia 8,AD8)、简易智力状态评估量表(Mini-Cog)或画钟测验(Clock Drawing Test,CDT)等。

3. 认知专科门诊医师接诊认知筛查量表结果异常的患者或由普通门诊医师转诊的患者后,快速进入认知专科门诊诊疗程序。

(二)初诊评估主要内容

1. 病史采集和体格检查。

2. 神经心理评估　包括简易精神状态检查(Mini-Mental State Examination,MMSE)、蒙特利尔认知评估量表(Montreal Cognitive Assessment,MoCA)、日常生

活活动量表(Activity of Daily Living Scale)等,也可根据实际情况选择不同认知域认知评估量表,以及焦虑、抑郁、行为精神症状的评估量表。

3. 血液学检查 包括但不限于血常规及生化检测、同型半胱氨酸水平检测、叶酸和维生素 B_{12} 水平检测、甲状腺素水平及抗甲状腺抗体检测、梅毒血清学检测、HIV 检测、伯氏疏螺旋体检测。

4. 影像学检查 尽可能进行颅脑 MRI 检查(包括冠状位海马相);如无 MRI 检查设备、患者无法耐受并配合、有 MRI 检查禁忌者,可选择颅脑 CT。

5. 特殊检查 有条件的认知中心,可选择正电子发射断层成像(PET)、基因检测、多导睡眠图、脑电图等检查手段协助鉴别诊断和精准诊断。

完成初诊的相关检查和评估后,患者回到门诊进行复诊时,医师通过解读各项检查、评估的结果,对患者作出认知障碍程度及病因的诊断,并与患者、家属或照料者共同商量及制订治疗方案和照料者支持方案。

(三)门诊随访

在完成门诊的就诊流程后,明确有认知障碍的患者应尽可能在门诊进行长期随访。随访内容包括症状和体征变化、神经心理评估、神经影像学评估、其他检查评估、共病评估,以及治疗疗效和依从性等,并根据诊断变化、病情变化、病程等作出必要的调整。建议在初诊后 1 个月、3 个月、6 个月、12 个月、18 个月、24 个月、36 个月对患者进行随访(除非患者病情程度较重、无法定期来医院门诊复诊),并持续延长随访时间。

(四)门诊诊疗流程

认知障碍患者的门诊诊疗流程如图 4-1-1 所示。

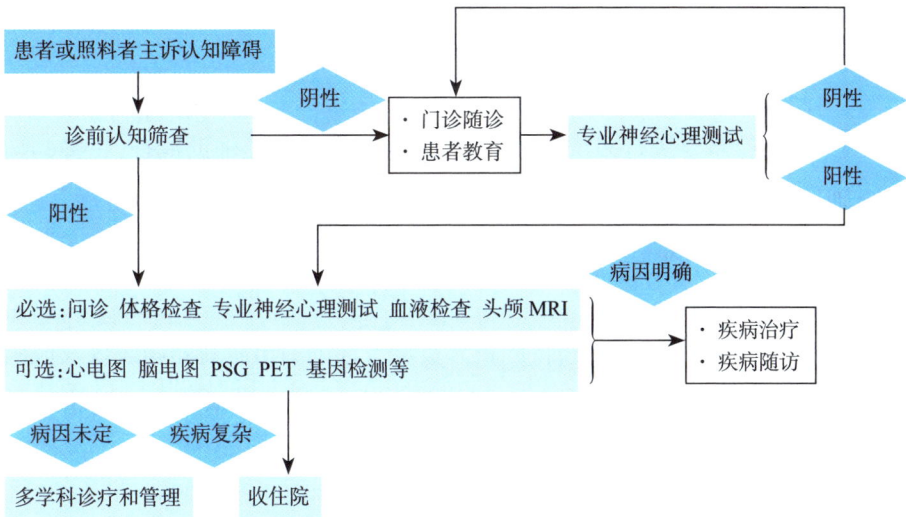

PSG. 多导睡眠监测;PET. 正电子发射断层成像。

图 4-1-1 认知障碍患者门诊诊疗流程图

二、住院诊疗流程

认知障碍病因复杂,包括神经变性痴呆和非神经变性痴呆。不同病因引起的认知障碍,治疗效果和预后可能不同;部分患者症状可逆,部分患者可治疗且预后良好;部分患者病情呈慢性进展且预后不良,部分患者呈快速进展且有高度致死性。门诊诊疗管理不良或无法精准诊断的认知障碍患者,可进一步住院评估。

(一)住院前准备

住院前要先对患者及家属进行详尽的住院流程介绍,确保他们了解住院的目的和将面临的诊疗过程。

1. 认知门诊的医护人员需要明确告知陪同、探视和外出请假的相关细则和标准,以及住院期间可能需要家属配合的各项事宜。

2. 与患者及家属确认必要的保护措施,如防走失手环、病房的安全设置等。

3. 不同防护等级的病区应根据自身的管理情况,制订一份"住院必备物品清单"。

4. 无家属陪同或急诊入院的患者,医院应提供必要的物品支持,或设立专门的服务人员。

(二)住院期间管理

1. 住院后需要进行多维度认知评估,充分完善各项辅助检查,完善共病或其他风险评估,并根据评估结果制订个体化规范治疗方案及风险防范方案。

2. 对于部分疑难或危重的认知障碍患者,可以组织相关科室进行多学科讨论。

3. 当患者达到出院标准时,医护人员给予详细的出院后随访建议及健康宣教、必要的出院后护理安排和全程管理实施安排,以及对照料者的指导与支持。

(三)住院诊疗流程

认知障碍患者的住院诊疗流程如图 4-1-2 所示。

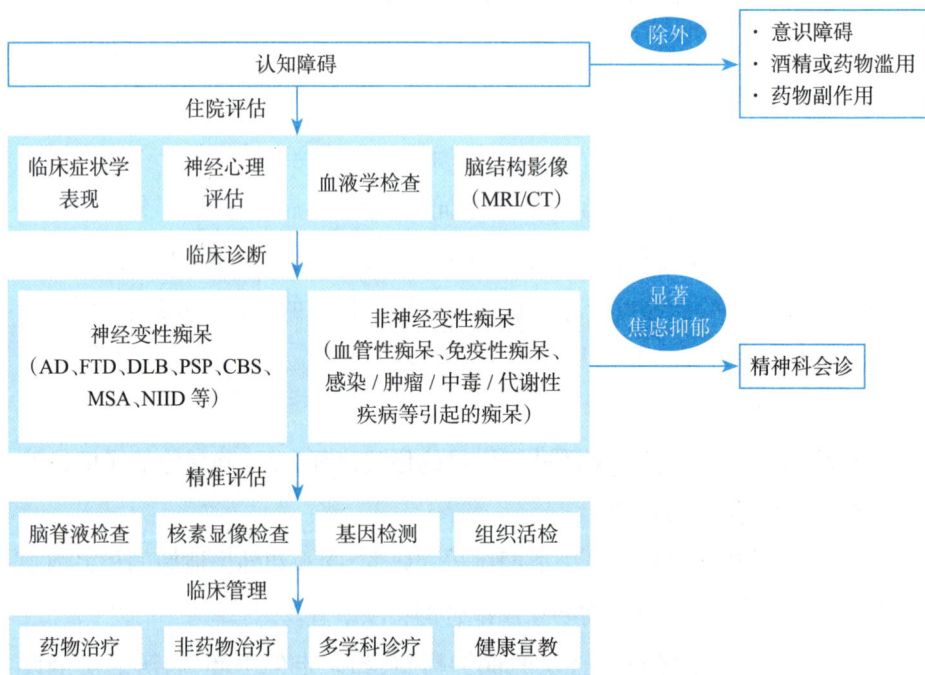

AD. 阿尔茨海默病;FTD. 额颞叶痴呆;DLB. 路易体痴呆;PSP. 进行性核上性麻痹;CBS. 皮质基底节综合征;MSA. 多系统萎缩;NIID. 神经元核内包涵体病。

图 4-1-2 认知障碍患者住院诊疗流程图

三、出院管理与建议

1. 认知障碍患者用药方案高度个性化,出院时需要对药物使用或调整进行宣教。

2. 可通过定期发送提醒短信、设置智能药盒提醒等,帮助患者及家属按时复诊和调整治疗方案。

3. 上级医院可以与下级医院及基层医疗机构建立一个协作网络,确保患者在出院后能够无缝转入下一阶段的治疗和护理。

4. 有条件的医院或机构还可以利用远程监控系统和人工智能(AI)识别技术,实时跟踪患者的健康状况,及时发现并处理潜在的健康问题。

(彭国平　刘晓燕)

第二节　临床资料收集

一、病史采集

认知障碍是一组综合征,其诊断需要根据病史资料、体格检查(尤其是神经系统检查)及相关的辅助检查结果进行综合分析。完整与确切的病史是诊断疾病的重要依据。病史采集时应注意不要过分依赖认知障碍患者的叙述,可向家属或照料者采集信息,综合判断。

病史记录要求精简、明确,能反映出疾病的发生发展情况。对起病概况和演变过程的描述要确切,避免使用术语和抽象词句。一般项目应包括姓名、性别、年龄、教育程度、利手、籍贯、住址、职业和工作单位、就诊或入院时间、病史陈述者、病史可靠程度等。病史主体结构包括主诉、现病史、既往史、个人史和家族史。

(一)主诉

主诉应为认知障碍患者的核心症状、发病时间和演变情况的凝练,是疾病定位和定性诊断的第一线索。认知障碍的主诉应同时采纳患者本人和家属的诉述综合判断。

(二)现病史

现病史应包括每个症状发生的时间、方式和性质,有无明显的致病或诱发因素,症状的进行、发展或消失情况,既往治疗方法及经过,病程进展情况,各个症状的相互关系及其与环境的关系。认知障碍的问诊应覆盖以下几方面内容:

1. 认知症状 注意采集首发症状、发生时间、起病方式、进展速度等。鼓励患者、家属提供生活中的具体事例,以帮助更全面地叙述病史。常问诊的认知功能领域包括记忆障碍(近期记忆、远期记忆障碍等)、言语障碍(语言表达障碍、理解障碍、找词困难,词不达意等)、视空间障碍(空间定向障碍、迷路、忽略、失认等)、执行功能障碍(推理、判断、解决问题的能力受损)等。

2. 行为精神症状 认知障碍常伴随行为精神异常,主要包括:①精神症状,如幻觉、妄想、错觉等;②情感症状,如抑郁、焦虑、欣快、淡漠、脱抑制等;③行为症状,如激越/攻击、易激惹、异常运动、睡眠障碍、夜间行为异常、进食紊乱、刻板行为、本能亢进等。

3. 日常生活活动能力 主要包括:①基础性日常生活活动能力,指患者完成基本自我照料活动的能力,如进食、行走、如厕、穿衣、个人洗漱等;②工具性日常生活活动能力,指患者使用工具完成生活事务的能力,如打电话、操作家用电器、使用交通工具等。

4. 其他伴随症状 主要包括:①运动障碍,如震颤、运动减少或增多、姿势障碍、肢体僵硬、共济失调等;②癫痫发作,如短暂性全面性遗忘、失神发作、复杂部分性发作、全身强直阵挛发作等;③睡眠障碍,如入睡困难、早醒、快速眼动睡眠行为障碍等;④其他,如便秘、嗅觉减退、自主神经功能紊乱等。

5. 诊疗经过 主要包括:是否接受过治疗,既往治疗方法、经过及其效果,病程是稳定、缓解还是恶化。

(三)既往史

既往史采集对病因及鉴别诊断具有重要意义。应特别注意与认知相关的既往史,着重询问是否有头部外伤、脑肿瘤、脑血管病、甲状腺功能异常、维生素缺乏、特殊感染、精神疾病史等。还应询问患者的服药情况,包括处方药和非处方药,如抗精神病药、抗组胺药都具有一定的抗胆碱能作用,可对认知功能产生负面影响,可请患者将所服药物的包装带来,仔细检查并记录。

(四)个人史

个人史包括患者的出生 / 居住地、文化程度、职业和工作性质、利手、是否到过疫区等。对于存在毒物暴露风险的职业,要仔细询问其工作环境、接触时间、有无防护、共同工作的其他人患病的情况等。女性患者要加问月经、生育史。取得患者信任后,可根据需要进一步询问可能接触到的化学物质,有无烟酒嗜好,是否存在吸毒、药物滥用史、冶游史,是否有过应激事件等。

(五)家族史

部分认知障碍疾病与遗传因素有关,如家族性阿尔茨海默病、部分额颞叶痴呆、遗传性白质脑病、遗传性脑血管病、伴认知损害的遗传性共济失调等。当家族中三代以内至少两人出现相似症状时,要考虑遗传病的可能,应详细询问家族发病情况,并绘成家系图。此外,应询问父母是否为近亲婚配、种族背景等。

(六)病史采集的注意事项

首先,应详细分析病情发展经过,尤其是起病方式、进展速度,以便进一步探讨病因。神经变性疾病所致的认知障碍,通常隐袭起病,逐渐加重;脑大血管病变导致的认知障碍,发病多急骤;脑小血管病变导致的认知障碍,往往也是隐匿且渐进的,临床上与神经变性疾病所致的认知障碍较难区分,诊断需要借助颅脑 MRI 等影像学检查;炎症 / 免疫性病变所致的认知障碍,发病多为急性或亚急性,于数日或数周发展至高峰,神经系统症状常较广泛、弥散,可伴有发热、意识障碍、癫痫发作等;肿瘤性病变所致的认知障碍,起病缓慢,逐渐加重,常有局限性神经系统受损的体征;其他,如先天 / 遗传性病变、代谢障碍所致的认知障碍,发病年龄较早,且有阳性家族史。

其次,应重视并重点问询起病症状。典型的阿尔茨海默病通常以记忆障碍起病,随着疾病进展,再逐渐累及其他认知域;行为变异型额颞叶痴呆的患者,个性改变、行为脱抑制常是初起症状,随后出现以额叶执行功能障碍为突出表现的认知衰退;原发性进行性失语的患者最早且最突出的表现为语言表达和理解障碍。

最后,应注意患者所提供的病史并不一定完全准确。认知障碍患者常常存在记忆或言语障碍,对自身病情缺乏客观判断,不少患者甚至出现排斥心理,拒绝就医。因此,往往需要从陪同就诊的家属处获得更多的信息,对病史进行补充或纠正。

二、神经系统体格检查

神经系统体格检查是神经科医师最重要的基本技能,检查获得的体征可为疾病的诊断提供重要的临床依据。

(一)一般检查

包括一般情况(性别、年龄、发育、营养、面容表情)、生命体征(体温、呼吸、脉搏、血压)、意识是否清晰、体位、姿势、步态等;也要结合患者特点,有选择性地进行内科系统检查,避免遗漏系统性疾病所致的认知障碍。

(二)意识状态的检查

确定觉醒水平如嗜睡、昏睡、浅昏迷或深昏迷,以及有无意识内容的改变,如意识模糊和谵妄。意识障碍的神经系统体格检查内容主要包括眼征、对疼痛刺激的反应、瘫痪体征、脑干反射、锥体束征、脑膜刺激征等。

(三)精神状态和高级皮质功能的检查

先确定患者的精神状态,在有意识、定向或判断障碍的情况下,不能获得可靠的结果。注意观察患者的仪态、表情和对别人的态度;是否容易接近?是否合作、动作和言语是增多还是减少?有无兴奋躁动?是否有怪异举动和自言自语?对衣着、饮食、卫生习惯是否注意?

检查前,应备齐检查工具,包括纸、笔、常用物品(如钱币、钥匙、火柴、剪刀等),印好单字、数字、问句、短句、简单数学题、图画、短篇故事或文章的卡片,不同颜色的纸张或图谱,以及方块积木等。

1. 情感　观察患者的表情、动作、语调。注意有无欣快、抑郁、焦虑、恐惧、淡漠、易激惹和情绪波动。

2. 思维　在交谈中注意其思维的方式和内容,有无联想迟钝或联想过于迅速,有无妄想,虚构等。

3. 知觉　知觉是患者对感觉的认识。知觉障碍主要表现为错觉和幻觉。生动的幻视是路易体痴呆的核心临床表现之一。

4. 记忆　包括瞬时记忆、短时记忆、长时记忆、延迟回忆等。

(1)瞬时记忆:可采用数字广度测验检测患者的注意力和瞬时记忆。

(2)短时记忆:即近期记忆,可询问患者如何来到医院,早餐的内容等。

(3)长时记忆:即远期记忆,可询问一些患者生活史中的往事,如参加工作的年份等;也可询问一些常识性问题如重要的历史事件等。

(4)延迟回忆:可告诉患者几个词语或一个简短的句子,请他记住,3～5分钟后再请他说出。

5. 定向力　了解患者对时间(年、月、日等)、地点(住址、目前所在地等)和人物(医师、亲属等)的辨识能力。

6. 计算力　可请患者做简单心算,如100连续减7,3乘17;对于低文化程度的患者,可采用日常生活中的具体事例,如青菜3元500g,10元能买多少?

7. 判断与归纳　可采用相似性测验,请患者说出一些词语属性的归纳,例如:苹果和橘子都属于什么? 火车和轮船都属于什么?

8. 视空间技能和执行功能　可让患者临摹一个简单的图形,或画一个立体图形,如立方体。临床上常用的画钟测验,需要视空间技能和执行功能相互协助,要求患者画一个钟面、填上数字,并根据指定的时间画出指针。

9. 失语、失认、失用和失算　认知障碍疾病患者常可发生对语言、动作和事物认识方面的综合性障碍,即失语、失认、失用和失算。这类检查并不在常规程序之内,但如果在前面的病史采集和检查过程中发现有这种障碍的迹象,或有发生这种障碍的可能时,应进行相应的系统检查。

(1)失语:言语障碍主要表现在口语、听语、阅读、书写等方面,可循序加以检查。同时注意患者的精神状态、合作程度、情绪反应、言语的多少、应答的快慢,以及有言语障碍时本人是否有自知力等。

1)口语检查:在患者陈述病史时即可注意其发言情况,如陈述是否流利,用字是否恰当,有无不可理解的言语,或完全不能诉述病史。下列情况提示言语功能有缺陷:字的省略,电报式言语;字的替代;字的错用,错语症;字的创造;顿挫言语、手势言语、刻板言语;回声言语;完全没有自发言语。

2)听语检查:医师提出一些问题,由简到繁,由具体到抽象,包括成语的解释,可观察患者能否理解,回答是否正确;医师说一些简单词句,请患者重复说出;也可由医师讲一个短篇故事,或读一段短文,请患者回述其大意;医师举出一些常用物品,请患者说出其名称,如不能,则请他讲出其用途。执行口头指示:医师口述一些指示,从简单的要求开始,观察患者执行情况。指示要注意涉及患者左、右两侧,手指和身体的其他部位,以探查患者对左右定向、手指认识和躯体认识方面有无障碍。

3)阅读检查:请患者读出卡片上写好的单字、数字和短句;或令其执行写在卡片上的指示,一般是要求做一个简单的动作。

4)书写检查:要求患者书写姓名、地址、系列数字或简单叙事,以及听写或抄写词句等。

(2)失认:对事物认识的检查一般包括视觉、听觉、触觉三方面。

1)视觉性失认:医师拿出一些常用物件给患者看,令其辨认并用语言和书写的方式进行表述。

2)听觉性失认:患者闭目,医师操弄一些常用物件,如纸张、茶杯、铃等,发出声响,请其辨识;也可播放患者熟悉的声音,如铃声、乐曲声等。

3)触觉性失认:患者闭目,医师把一些常用物件放在其手中,任凭单手抚摸,请他辨识。

(3)失用

1)一般失用:在一般体格检查过程中,已可发现一些简单动作,如伸舌、解纽扣等的失用性障碍;也可请他做些较复杂的动作,如穿衣、打结、梳发、剪纸、划火柴并吹灭等。可用口头或书面嘱咐。若有失语或失认的情况,医师可坐在患者对面,先做这些动作,示意患者模仿。

2)姿势性失用:请患者做些普通姿势,如招手、点头、摇手等。

3)结构性失用:取积木或火柴梗,请患者构成简单的图案或形状,可由医师先做示范动作。

(4)失算:请患者用心算或笔算做一些简单数学题,可用口头或书面嘱咐。

(四)其他神经系统体格检查

包括脑神经检查、运动系统检查、感觉系统检查、生理反射及病理反射检查、脑膜刺激征检查及自主神经功能检查。

（五）神经系统体格检查的注意事项

由于神经系统体格检查极为复杂，要完成一套全面的体格检查往往需要花费很长的时间。对于认知障碍患者，尤其是门诊患者，需要结合病史，根据具体情况，有的放矢地进行体格检查。对以健忘为主诉的患者，如阿尔茨海默病，可着重检查其记忆功能、执行功能。对疑似运动障碍伴认知障碍的患者，如路易体痴呆、帕金森病痴呆、进行性核上性麻痹，应对其运动系统进行详细检查，包括是否有肌张力变化、动作迟缓、不自主运动、共济失调，姿势、步态是否正常等，认知检查应侧重视空间能力的评估。对以个性改变、精神异常为主诉的患者，如疑似额颞叶痴呆、精神疾病者，则应注意与患者的高质量交谈，评判其情感、思维是否存在异常，是否存在幻觉、妄想等精神病性症状。对言语障碍突出的患者，如原发性进行性失语，则应在有限的时间内，对其语言的听、说、读、写能力进行评价。

在临床实际工作中，医师应结合病史进行高效、快速、有选择性的神经系统体格检查，并根据检查过程中所见，动态调整诊断思路及进一步的检查方向，必要时重新探询病史。

（赵倩华）

第三节　神经心理评估

神经心理评估是通过研究脑的行为产物来检查脑功能的一种方法，主要依据人的高级神经活动功能与行为之间的关系，采用心理学的方法和技术，运用适当的神经心理测验为临床诊断和治疗提供依据。神经心理评估既可用于评估正常人脑神经功能、脑与行为的关系，也可用于评定神经功能损害，对脑部疾病的早期发现具有一定价值，在脑疾病的康复和治疗效果评估方面发挥着重要作用。总之，在认知障碍的临床与研究工作中，神经心理评估可用于帮助早期识别，协助诊断，指导治疗、管理、照护和制订未来计划，评估治疗与康复效果，以及进行脑科学研究等。

一、神经心理评估注意事项

(一)测验版本选择

在应用神经心理评估工具时,应该注明采用的是何种版本。由于神经心理评估工具在不同地区和不同文化背景中使用时正常值差异颇大,使用者不能仅根据他人提供的正常值或划界值,机械地应用这些测验分界值作出诊断性结论。每个中心应尽可能使用自己所在地区的正常对照组或地方性常模,并应注意指导语的规范和统一。值得注意的是,快速痴呆评分系统(Quick Dementia Rating System,QDRS)是由 Galvin JE(AD8 编制者)针对 AD8 的局限性研发的改良版,MoCA 基础版(MoCA basic,MoCA-B)是 Nasreddine(MoCA 编制者)针对 MoCA 的不足研发的改良版。

(二)测试误差

受试者的年龄、性别、文化背景、教育程度、城乡地域、时代背景、社会经济状况、测试时的心理状态(如睡眠障碍、应激、焦虑或抑郁导致注意力不集中)、测试环境和评估师技术水平都会影响测验结果。另外,应注意评估的信息来源,评估师对患者评估、患者自评、知情者评估三者往往不一致,有时这种不一致反映的是患者自知力缺乏,有一定的临床意义,不宜以误差对待。

(三)病前认知功能状况

结果解读时要考虑受试者的病前认知功能状况,包括晤谈印象、家庭成员和朋友的描述、语言的听说读写能力、既往职业能力和教育水平等。早期受试者的神经心理变化更为轻微,评估师往往发现最终得分在正常范围而测试过程或加工策略有缺陷,因此还需要相关的认知心理学理论学习。

(四)量表组合

在临床中可根据不同的需要选取神经心理评估的组合。灵活组合:根据不同患者的特点,选择各种相应分测验进行灵活搭配;能较好地反映出患者的脑损伤部位与程度,但要求掌握足够多的分测验,需要评估师具备丰富的专业知识和经验。固定量表:采用相同的测验项目,使不同单位、不同年代的评估有可比性与连续性,有利于统计分析;其缺点是忽略了个体的特殊性(如失语、文盲、听力障碍),且评估师长期使用同一量表容易出现职业倦怠,影响测验效果。

　　另外,不同的场合(如社区、专科门诊、住院部、体检机构、医养结合机构、脑科学队列研究)侧重点不同,应该采用不同的量表组合。

(五)结果解释

　　横断面评估时,临床医师不能仅依据低于某个认知量表得分的分界值,必须结合患者的病史、社交与日常活动能力变化、非认知行为症状,以及实验室检查、脑影像学检查、电生理检查等检查结果,根据相应诊断标准作出疾病诊断,最后确诊还有赖于随访、生物标志物检查和病理检查。量表不能代替脑影像学检查,同样,脑影像学检查也不能代替量表。纵向评估时,观察测试分数变化,首先,要考虑练习效应,2次评估的时间间隔通常在半年以上;其次,解释得分变化时要考虑病情本身的波动性与疾病进展不同阶段的非线性变化率。

二、神经心理评估内容

(一)总体认知功能评估

　　包括多个认知功能的测查项目,能较全面地了解患者的认知状态和认知特征。

　　1. 简易精神状态检查(MMSE)　MMSE是国内外应用广泛的认知筛查量表,内容覆盖定向力、记忆力、注意力、计算力、语言能力和视空间能力。MMSE区别正常老人和痴呆的灵敏度和特异度均达到80%以上,对筛查痴呆有较好的价值,但对识别正常老人和轻度认知障碍(MCI),以及区别MCI和痴呆的作用有限。另外,不论是临床应用还是科研使用,使用MMSE需要支付版权费用。

　　2. 蒙特利尔认知评估量表(MoCA)　MoCA覆盖注意力、执行功能、记忆、语言、视空间结构技能、抽象思维、计算力和定向力等认知域,旨在筛查MCI患者。欧美国家通常以26分为分界值识别MCI。在我国,有北京版、长沙版、广东话版等各种版本,以北京版最为常用。不同人群MoCA北京版的分界值不同。Lu等针对8 411名社区65岁及以上老年人的调查发现,MoCA北京版的最佳分界值是文盲13/14分、小学19/20分、初中及以上24/25分,识别MCI的灵敏度80.5%,特异度82.5%。

　　3. 蒙特利尔认知评估量表基础版(MoCA-B)　针对低教育水平老人的认

知评估,可以采用 MoCA-B 中文版。MoCA-B 中文版在高教育水平老人中并没有天花板效应。MoCA-B 满分 30 分,受教育年限 ≤ 6 年,识别 MCI 与轻度 AD 的分界值分别是 20/21 分、13/14 分;受教育年限 7 ~ 12 年,则分界值是 22/23 分、15/16 分;受教育年限 > 12 年,则分界值是 24/25 分、16/17 分。MoCA-B 不仅适用于文盲与低教育水平老人,也可以代替 MMSE 来筛查痴呆患者。Huang 等编制了 MoCA 北京版与 MoCA-B 中文版的得分换算表。由 5 词回忆、语义流畅性、重叠图命名组成的 MoCA-B 简化版用时约 3 分钟,总分 10 分,小学教育程度的分界值为 ≤ 5 分、小学以上教育程度的分界值为 ≤ 6 分,识别 MCI 的效力与 MoCA-B 全版没有明显差异,显著优于 MMSE。

4. Addenbrooke 认知功能检查量表(Addenbrooke Cognitive Examination,ACE) ACE 是 John R Hodges 等 2000 年开发的认知筛查工具,2012 年发表 ACE- Ⅲ。ACE- Ⅲ有 19 个项目,耗时 15 ~ 20 分钟,满分 100 分。按照教育程度分组,识别 MCI 的分界值分别为:小学组 ≤ 72 分、中学组 ≤ 78 分、大学及以上组 ≤ 80 分。ACE- Ⅲ识别 MCI 的能力与 MoCA-B 并无显著差异,灵敏度与特异度均在 80% 以上。ACE- Ⅲ的优点是其有 5 个因子分,可以评估不同认知域的损害、绘制不同脑部疾病的认知廓图。由句子即刻回忆、延迟回忆、再认、动物流畅性和命名组成的 ACE 简化版(Mini-ACE,MACE),耗时约 5 分钟,满分 38 分,识别 MCI 的分界值是 ≤ 25 分,识别 MCI 的效力与 ACE- Ⅲ全版没有明显差异。

5. 画钟测验(CDT)与简易智力状态评估量表(Mini-Cog) 画钟测验反映的是综合的认知功能,包括空间结构能力、记忆力、计算力和执行功能。数字版 CDT(自动记录笔抬离屏幕耗时与落笔压力)筛查 MCI 的灵敏度与特异度优于纸笔版。Mini-Cog 由 3 个词语回忆和画钟组成,识别 MCI 的曲线下面积(area under curve,AUC)为 0.85,灵敏度 84%、特异度 79%。值得注意的是,CDT 不适合文盲与低教育水平老人。在采用纸笔版 CDT 时,不仅要分析其结果,也要关注并记录画钟过程,如 3、6、9、12 的锚定,数字填写后对指导语的回忆,指针指向矫正。

6. 阿尔茨海默病评定量表 - 认知部分(Alzheimer Disease Assessment Scale-Cognitive Score,ADAS-Cog) 从 20 世纪 80 年代开始使用,作为 AD 治疗效果

评估工具已经非常普及。ADAS-Cog 的原始版本由 11 个条目组成,覆盖记忆力、定向力、语言、运用、注意力等,可评定 AD 认知症状的严重程度及治疗变化,常用于轻中度 AD 的疗效评估。以 ADAS-Cog 11 项为基础,有减少项目的短版与增加项目的长版,迄今 ADAS-Cog 有 10 多个版本。

Mohs 等在 ADAS-Cog 的基础上增加了数字广度(倒背)、数字划消、符号数字转换、言语流畅性和迷宫测验 5 个反映注意 / 执行功能的分测验,称为血管性痴呆评估量表(Vascular Dementia Assessment Scale-Cognitive,VaDAS-Cog)。Levine 根据项目反应理论,提出由 7 个项目组成的 ADAS-Cog 简化版。

7. 临床痴呆评定量表(Clinical Dementia Rating,CDR)　CDR 包括记忆、定向、判断和解决问题、工作及社交能力、家庭生活和爱好、独立生活能力 6 个认知及功能域。通过询问知情者和患者本人,对每个项目进行评分,最后综合 6 项评分,作出 5 级判断:CDR 评分为 0 分表示正常,0.5 分提示可疑痴呆,1.0 分提示轻度痴呆,2.0 分提示中度痴呆,3.0 分提示重度痴呆。此外,还可以使用 CDR 各项分数之和(CDR-SB),即将 6 个项目的得分相加,作为得分指标;CDR-SB 为 0 分表示受试者正常,0.5 ~ 4.0 分为可疑认知受损(其中 0.5 ~ 2.0 分为可疑受损,2.5 ~ 4.0 分为极轻痴呆),4.5 ~ 9.0 分为轻度痴呆,9.5 ~ 15.5 分为中度痴呆,16.0 ~ 18.0 分为重度痴呆。根据额颞叶变性修订的 CDR(frontotemporal lobar degeneration-mCDR,FTLD-mCDR)是在原来 CDR 的基础上增加了"行为紊乱"和"语言评估"2 项,已经证实可以有效反映额颞叶变性的病情严重程度。

8. 知情者评估的简易问卷　包括痴呆评定 8 项问卷(AD8)、老年人认知功能减退知情者调查问卷(Informant Questionnaire on Cognitive Decline in the Elderly,IQCODE)、快速痴呆评分系统(QDRS)等。AD8 是 8 项知情者半结构性晤谈量表,因为耗时 < 2 分钟,常用于社区调查或门诊。QDRS 有 10 个项目,其中 4 项反映认知功能、6 项反映行为表现,每项为 5 级评分,满分 30 分,耗时 < 4 分钟。前 6 项内容与 CDR 的 6 个项目基本相同。QDRS 总分与 CDR 总分或 CDR-SB 有极好的相关性(相关系数 > 0.9)。QDRS 英文版已经有正常组、MCI、轻度痴呆、中度痴呆和重度痴呆的总 QDRS、认知和行为亚域的 3 个指标的分界值。QDRS 中文版以总分 ≤ 2 分为分界值,知情者评估的 QDRS 识别 MCI 的 AUC 为 0.89（识别 MCI 的效力与 MoCA-B 没有显著差异）。

9. 自评的智能化认知筛查　部分基于计算机辅助技术的神经心理评估是纸质版电子化，即纸质版的原理、电子化的载体，功能或作用等同于纸质版；部分则是采用认知心理学新理论与自适应等新技术开发的计算机版认知功能评估工具。

电子版评估的优势是可精确地记录回答的准确性和反应时间、不受评估师的语气与肢体语言影响、节约人力成本、方便数据储存及远程管理。其缺点是有些项目需要人工辅助才能完成测试、被试者缺乏动机时如果进行长时间测试则效度可能较低，以及被试者使用电子设备的经验会影响结果。

国际上有脑健康评估量表（Brain Health Assessment，BHA）、认知状态简易筛查量表（Cogstate Brief Battery，CBB）；亦有基于中国人群的电子版认知评估，如 3 分钟游戏化测验、上海认知功能筛查量表（Shanghai Cognitive Screening，SCS）、自评记忆与执行量表。SCS 识别 MCI 的 AUC 为 0.84，自评记忆与执行量表识别 MCI 的 AUC 为 0.88，两者均为受试者自评，不需要评估师监督与指导，耗时在 10 分钟以内。

（二）各认知域的评估

各认知域的评估有助于全面了解患者的认知廓图，对认知障碍的亚型诊断及病因分析有重要作用。

1. 记忆力　记忆包括信息在脑内的编码、储存和提取 3 个基本过程。按记忆保持的时间可分为瞬时记忆、短时记忆和长时记忆。按信息加工和存储方式可分为陈述性记忆和程序性记忆。根据记忆过程中意识的参与程度，可以分为内隐记忆和外显记忆：内隐记忆是对已获得的技术、操作程序等无意识的记忆过程；外显记忆分为工作记忆（对信息进行暂时性加工储存）、情景记忆（有关生活情景的实况记忆）和语义记忆（对词语意义和一般知识的记忆）。

国内外常用的情景记忆评估量表有 Fuld 物品记忆测验、韦氏记忆量表、Rey 听觉词语学习测验（Rey Auditory Verbal Learning Test，RAVLT）、加利福尼亚听觉词语学习测验、霍普金斯词语学习测验 - 修订版、听觉词语学习测验 - 华山版（Auditory Verbal Learning Test-HuaShan Version，AVLT-H）、简易视觉空间记忆测验 - 修订版（Brief Visuospatial Memory Test-Revised，BVMT-R）、Rey-Osterrieth

复杂图形测验(Rey-Osterrieth Complex Figure Test,ROCF)回忆部分、自由与线索选择性提醒测验,以及近年开发的视觉短时记忆绑定测验、Loewenstein-Acevedo语义干扰学习测验等。其中AVLT-H、BVMT-R是基本选择。

2. 注意功能　注意是指把感知和思维等心理活动指向和集中于某一事物的能力。注意的评估工具可分为以下几类。

(1)注意选择:个体在同时呈现的两种或两种以上的刺激中选择一种进行注意,而忽略另外的刺激,如数字划消测验、字母划消测验。

(2)注意维持:指注意在一定时间内保持在某个客体或活动上,也称为注意的稳定性,如同步听觉连续加法测验、持续操作测验、符号数字模式测验(Symbol Digit Modalities Test,SDMT)、连线测验A(Trail Making Test-A,TMT-A)。

(3)注意广度:即注意的范围,指同一时间内能清楚地把握对象的数量,如数字广度测验、视觉记忆广度测验。

(4)注意分配:个体在同一时间内对两种或两种以上的刺激物进行注意,或将注意分配到不同的活动中,如双任务测验(Dual Task Test)、运动认知双任务等。

上述注意评估工具中,反映注意维持能力的SDMT最为常用,其有3种形式:提供符号填写数字、提供数字填写符号、符号与数字交替填写。

3. 执行功能　执行功能指有效地启动并完成有目的活动的能力,涉及计划、启动、顺序、运行、反馈、决策和判断,是具备日常生活能力、适应新环境、躯体与心理健康的保证,可以分为基本成分与高阶功能两部分。基本成分包括:①工作记忆,对应的评估测验是数字排序测验、N-back任务等;②定势转移,对应的评估测验是连线测验B(TMT-B)、交替流畅性测验(Category Switching Test,CaST)、威斯康星卡片分类测验、加利福尼亚卡片分类测验;③优势抑制,对应的评估测验是斯特鲁普色词测验(Stroop Color-Word Test,SCWT)中词色不一致部分,Go-No Go测验。高阶功能包括:①抽象概括能力,对应的评估测验是韦氏成人智力量表相似性分测验、图片完成分测验;②推理能力,对应的评估测验是瑞文标准推理测验;③解决问题的能力,对应的评估测验是搭积木测验、汉诺塔测验、伦敦塔测验和迷宫测验等。

4. 语言功能　语言由语义、语音、字形组成。患者的语义知识表现为"中

心 - 辐射"式语义表征理论模型,即核心脑区与分布式脑区之间的联络与合作,使语义知识得以在人脑中存储、提取和表达。大量的神经影像学证据表明双侧前颞叶被认为是语义网络的核心区。

针对言语障碍,常用的检查方法包括波士顿命名测验(Boston Naming Test,BNT)、词语流畅性测验(Verbal Fluency Test,VFT)、标记测验(Token Test)。更详细全面的检测包括各种版本的失语症检查法,如汉语失语成套测验(Aphasia Battery in Chinese,ABC)和汉语失语症检查法等,可评估表达、理解、复述、命名、阅读和书写。失语系统评价通常应用于血管性脑病,借以确定失语类型与严重程度。

5. 视空间功能和结构能力　视空间功能主要是指对刺激对象的识别及其空间定位。视空间感知功能与视空间结构功能为其重要的组成部分。常用的视空间功能评估测验包括 CDT、线条方向测验(Judgement of Line Orientation,JLO)、积木测验、Benton 面孔再认测验、ROCF、视觉 - 运动整合测验、Hooper 视觉组织测验、物品拼凑测验、图形排列测验、气球划消测验、钟划消测验等。

6. 社会认知　社会认知是关于同种个体信息的编码、储存、提取和加工能力。社会认知研究的目的是通过认知加工理论理解社会心理学现象的内在逻辑,它涉及社会刺激的感知、判断、记忆,信息加工的社会与感情因素的作用,认知过程的行为预后与人际关系结局。

社会认知的常见评估工具包括反映情绪认知的眼区阅读测验与面孔情绪识别,反映心理理论的错误信念任务,反映决策能力的爱荷华博弈任务、骰子博弈测试等。

(三)非认知功能评估

包括行为精神评估、情绪评估、睡眠评估、日常生活活动能力评估、躯体衰弱评估等。

1. 行为精神　神经精神量表(Neuropsychiatric Inventory,NPI)及其衍生的问卷(NPI-Questionnaire,NPI-Q)是最常用的神经精神症状评估工具。其他工具包括阿尔茨海默病病理行为评定量表(Behavioral Pathology in Alzheimer Disease Rating Scale,BEHAVE-AD)、Cohen-Mansfield 激越问卷、轻度行为损

害清单（Mild Behavioral Impairment Checklist，MBI-C）等。

2. 情绪　MCI 常共病抑郁、焦虑症状，常用的自评工具包括老年抑郁量表（Geriatric Depression Scale，GDS）、流调用抑郁自评量表、贝克抑郁量表（Beck Depression Inventory，BDI）、患者健康问卷 4（Patient Health Questionnaire-4，PHQ-4）、抑郁症状清单 - 自评版、抑郁症状量表 - 自评版（Inventory of Depressive Symptomatology-Self-Report，IDS-SR）、医院焦虑抑郁量表（Hospital Anxiety and Depression Scale，HADS）、贝克焦虑量表（Beck Anxiety Inventory，BAI）、老年焦虑量表。对于 MCI 来说，抑郁评估与焦虑评估一样重要，故简短筛查选择 HADS 或 PHQ-4，系统全面评估采用 IDS-SR 或 BDI、BAI。他评工具包括汉密尔顿抑郁量表（Hamilton Depression Scale，HAMD）、汉密尔顿焦虑量表（Hamilton Anxiety Scale，HAMA）、康奈尔痴呆抑郁量表、Montgomery-Asberg 抑郁量表、痴呆焦虑评定量表、精神症状全面量表等，推荐采用 HAMD、HAMA。

3. 睡眠　评估 MCI 人群睡眠最常用的工具是匹兹堡睡眠质量指数（Pittsburgh Sleep Quality Index，PSQI）。其他应用较多的工具包括 Epworth 嗜睡量表、NPI 量表中睡眠障碍症状项目、快速眼动（rapid eye movement，REM）睡眠行为异常筛查量表、梅奥睡眠量表和失眠严重程度指数等。上述工具大多是针对睡眠障碍患者设计的，认知障碍患者对自身睡眠情况的报告可能与客观测量结果不一致，应用此类自评结果进行数据解释时需要结合客观的睡眠检查（多导睡眠监测、体动记录仪）结果。

4. 日常生活活动能力　日常生活活动（ADL）能力包括基础性日常生活活动（basic activities of daily living，BADL）能力和工具性日常生活活动（instrumental activities of daily living，IADL）能力。前者指独立生活所必需的基本功能，如穿衣、吃饭、如厕等，MCI 患者通常保持；后者包括复杂的日常或社会活动能力，如出行、做家务、理财等，需要更多认知功能的参与。

随着计算机、手机和互联网在老年人群中的普及，以及居家环境监测技术的发展，研究者将 IADL 进一步扩展为"IADL 相关行为"，将其分为 7 类：家外活动、日常科技产品使用、家务及个人生活料理、药品管理、定向、文化相关的特定任务、社交与沟通。前 5 类可通过多种居家环境监测技术进行数字化评估,其中被动式红外运动传感器和接触式传感器最为常用,其他技术包括鼠标移动和按键记录、计算机监测软件、电子药盒、被动式驾驶传感器、邻近信标和蓝牙信标等。

5. 躯体衰弱　衰弱(frailty)是指老年人生理储备下降导致机体易损性增加、抗应激能力减退的非特异性状态。评估躯体衰弱的常用工具包括 Fried 衰弱表型、衰弱指数、衰弱筛查量表(FRAIL)及共享型衰弱筛查工具。衰弱综合评估量表(CFAI)、Tilburg 衰弱量表(TFI)、埃德蒙顿衰弱量表(EFS)则从生理、心理、社会、疾病等多维度评估衰弱。起立 - 行走计时测验(TUGT)、5 次起坐试验为基于任务表现的衰弱评估工具。

(四)神经心理量表使用流程

在临床环境下对 MCI 进行诊断时,可分步进行并选择相应的工具,建议按以下流程使用神经心理量表。

第一步:采集病史并进行体格检查后,由医师即时进行认知筛查。推荐使用 Mini-Cog 或 MoCA-B 简化版或 MACE。根据筛查结果,可以对进一步检查的配合程度与完成率作出预判。

第二步:影像学检查,如 MRI、CT、分子 PET 等。

第三步:在神经心理评估室进行全面神经心理评估和认知障碍诊断。如诊断为 MCI,则需要进行亚型分类。推荐在以下评估工具中进行选择和组合:总体认知功能评估工具包括 MoCA 北京版、MoCA-B 或 ACE- Ⅲ 中文版;认知域评估工具包括记忆评估(AVLT、BVMT-R)、注意力评估(SDMT)、执行功能评估(TMT-B、SCWT、CaST)、语言评估(BNT、VFT)和视空间能力评估(CDT、JLO、ROCF)。此外,还需包括睡眠、情绪、行为、工具性日常生活活动能力、躯体活动等方面的非认知功能评估,推荐使用 NPI-Q、MBI-C、HAMD、HAMA、PSQI、阿尔茨海默病协作研究 MCI 日常生活活动量表(ADCS-MCI-ADL)、FAQ、TUGT、FRAIL 等工具。

(五)不同级别认知中心神经心理评估要求

基层医疗机构应该掌握的神经心理量表包括 MMSE、MoCA-B 与 MoCA 北京版、神经精神量表(NPI)、日常生活活动量表等。

高级认知中心,除掌握以上量表外,还应该掌握临床痴呆评定量表(CDR)

或快速痴呆评分系统(QDRS)、听觉词语学习测验或逻辑记忆测验、言语流畅性测验(VFT)、波士顿命名测验(BNT)、数字符号试验、连线测验(TMT)、斯特鲁普色词测验(SCWT)、汉密尔顿抑郁量表(HAMD)、汉密尔顿焦虑量表(HAMA)和匹兹堡睡眠质量指数(PSQI)等。

(郭起浩)

第四节　体液标志物检测

体液标志物是生物标志物的主要类型,指患者体液样本中检测到的生物分子,可用于疾病的筛查、诊断、分期、疾病进展预测和临床试验。体液样本可同时检测多种标志物,能够节约时间成本、提供丰富的信息,为疾病的诊断和治疗提供了新的方向和途径。

一、阿尔茨海默病

体液标志物是阿尔茨海默病(AD)诊断的关键检测指标。近年来,Aβ、tau蛋白(τ蛋白)、神经元突触结构功能障碍和神经退行性病变等相关的体液标志物,反映 AD 病理生理的关键特征,纵向追踪疾病变化,被用于辅助 AD 的早期诊断和监测疾病进展。AD 的诊断和筛查不能仅基于体液标志物,还需要结合人口学特征,如年龄、教育程度等,以及神经心理评估及共病情况等综合判断。

(一)临床实践标志物

1. 脑脊液标志物

(1)Aβ 病理标志物

1)$A\beta_{42}$:降低的 $A\beta_{42}$ 浓度或 $A\beta_{42}/A\beta_{40}$ 反映 Aβ 病理沉积,可用于诊断 AD。

2)$A\beta_{42}/A\beta_{40}$:降低的 $A\beta_{42}/A\beta_{40}$ 反映 Aβ 病理沉积,可以区分 AD 和其他认知障碍,灵敏度和特异度高,可用于诊断 AD。

3)P-tau217:升高的 P-tau217 是 Aβ 病理标志物,可用于诊断 AD。

4)P-tau181:升高的 P-tau181 是 Aβ 病理标志物,诊断性能不如 P-tau217。

5)Aβ/tau:可以提升诊断的准确性和稳定性。

(2) tau 病理标志物:P-tau205、微管相关 tau 蛋白 243(MTBR-tau243)、非磷酸化 tau、T-tau 均与 tau 病理相关,暂时没有证据表明和 Aβ 病理相关,不是 AD 特异性标志物。

2. 血液标志物 需要注意的是,AD 血液生物标志物目前仍处于研究阶段,尚未在临床实践中正式推广应用。

(1) $A\beta_{42}$、$A\beta_{42}/A\beta_{40}$:在 AD 早期即可反映出 Aβ 病理沉积,可以筛查早期 Aβ 病理。

(2) P-tau217:血液 P-tau217 在 AD 患者中变化范围比 P-tau181 更大,能够更早地识别 AD 病理改变,准确性不亚于脑脊液标志物。

(3) P-tau181:诊断 AD 的性能不如 P-tau217,可用于社区筛查 AD 患者。

(4) Aβ/tau:可以提升筛查的准确性和稳定性。

(二)科学研究标志物

1. 非 AD 核心标志物 如神经丝蛋白轻链(neurofilament light chain, NFL)和神经胶质细胞原纤维酸性蛋白(glial fibrillary acidic protein, GFAP),能够区分认知障碍患者和健康个体,但并非 AD 特异性标志物;可能可以预测疾病进展。

2. 核酸标志物 主要关注基因表达的转录组失调和 RNA 结合蛋白功能改变。其中,信使 RNA(messenger RNA, mRNA)和微 RNA(microRNA, miRNA)可能反映 AD 病理进程,具有辅助早期诊断的潜在价值。

3. 外泌体标志物 外泌体中携带丰富的生物活性物质,包括 $A\beta_{42}$、T-tau 和 P-tau 等,可用于 AD 诊断。

4. 其他体液标志物 其他体液如尿液、唾液、泪液等。尿液中的甲醛和甲酸、唾液中的乳铁蛋白和 miRNA、泪液中的 miRNA 等也可能作为 AD 的生物标志物,但仍需要进一步研究。

(三)标志物检测方法

1. 脑脊液标志物检测方法 脑脊液标志物诊断性能的提高依赖于全自动化检测技术的发展。脑脊液标志物的浓度可以通过多种技术进行定量检测,包括但不限于酶联免疫吸附测定(ELISA)、电化学发光免疫测定(ECLIA)、化学发光酶免疫测定(CLEIA)和单分子阵列(Simoa)等。在现有的商业化检测方法中,一些基于电化学发光平台的试剂盒能够检测脑脊液中的 $A\beta_{42}/A\beta_{40}$ 和 $A\beta_{42}/P\text{-tau}181$ 水平,以评估 $A\beta$ 和 tau 蛋白相关的病理改变,已被批准用于 55 岁以上有认知损害人群的 AD 体外诊断。

2. 血液标志物检测方法　目前,血液蛋白标志物的检测技术已从 ELISA 发展为灵敏度更高的 Simoa、ECLIA、免疫沉淀 - 质谱联用法(IP-MS)等;其中, Simoa 和 IP-MS 技术具有较高的灵敏度和特异度。基于 Simoa 和酶促化学发光法的血液检测试剂盒已被批准应用;此外,基于 IP-MS 技术的血液标志物检测也已被提供,可以检测早期 AD 患者脑部 $A\beta$ 的异常沉积。此外,血液核酸标志物检测技术如二代测序(next-generation sequencing,NGS)、聚合酶链反应(polymerase chain reaction,PCR)溶解曲线法、荧光 PCR 法等,也在 AD 诊断中发挥重要作用。

二、血管性认知障碍

血管性认知障碍(vascular cognitive impairment,VCI)体液标志物主要包括 NFL、GFAP 等。NFL 是神经轴索细胞骨架的组成部分,研究发现 VCI 患者的血清、血浆、脑脊液中 NFL 水平与健康对照组相比显著升高,与白质高信号、腔隙性脑梗死和脑微出血等 VCI 相关病理特征密切相关。GFAP 是一种星形胶质细胞骨架蛋白,GFAP 水平的升高与反应性星形胶质细胞的改变密切相关。研究表明 VCI 患者的血清 GFAP 水平显著高于健康对照组,与神经认知功能的恶化相关。基于英国生物银行的大样本分析发现,血浆 NFL 和 GFAP 能提前 10 ~ 15 年预测血管性痴呆的风险,为血液检测用于 VCI 筛查提供了有力证据。

三、额颞叶痴呆、路易体痴呆等神经变性疾病

额颞叶痴呆(frontotemporal dementia,FTD)和路易体痴呆(DLB)等神经变性疾病也具有特异性的脑脊液和血液生物标志物。FTD 中约 50% 的病例与 TDP-43 蛋白病理相关,这些病理特征包括不溶性的神经元胞质或细胞核内包涵体及胶质细胞胞质包涵体。研究发现 FTD 患者具有较高的脑脊液 TDP-43 水平和血浆磷酸化 TDP-43 水平,但无充分证据表明 TDP-43 可用于预测疾

病的发生和监测疾病进展,因此 TDP-43 不能用作 FTD 的筛查和分期标志物。

DLB 的神经病理学特征是存在路易体和路易神经突,两者都由 α 突触核蛋白组成。有研究通过脑脊液实时震动诱导转化(RT-QuIC)发现 96% 的 DLB 患者具有 α 突触核蛋白播散活性,高于其他认知障碍疾病,说明 α 突触核蛋白是潜在的 DLB 诊断和鉴别诊断标志物。此外,多项研究发现脑脊液中的 NFL 和 GFAP 可能作为 FTD、DLB 等神经变性痴呆诊断、预后和分期的标志物,但是缺乏疾病特异性。这些体液标志物的检测有助于 FTD 和 DLB 等疾病的早期诊断和预后,为临床提供参考。

四、其他快速进展性痴呆

脑脊液标志物是识别炎症性中枢神经系统疾病的关键工具,对于快速进展性痴呆(rapid progressive dementia,RPD)的诊断至关重要。脑炎和脑膜炎患者白细胞计数通常明显升高,而朊蛋白病患者则不具有典型的炎症反应,因此脑脊液炎症表现可能指向导致 RPD 的非神经退行性病因。与此相反,免疫介导性脑炎患者的脑脊液可能缺乏炎症表现,因此对于自身免疫性脑炎、副肿瘤综合征脑炎患者,检测脑脊液自身抗体水平并结合症状和影像学表现进行综合评估是诊断疾病的关键。

朊蛋白病是导致 RPD 的最常见的神经变性疾病之一。脑脊液 14-3-3 蛋白是诊断朊蛋白病的常用标志物,但是特异度和灵敏度欠佳。通过 RT-QuIC 检测的脑脊液朊病毒蛋白是具有高特异度和灵敏度的朊蛋白病标志物,但是技术难度大,暂未在临床上广泛应用。朊蛋白病还与神经元损伤标志物,如脑脊液总 tau 蛋白和 NFL 相关,但不具有疾病特异性。

五、体液标志物检测规范及流程

体液标志物检测规范及流程可参考《阿尔茨海默病体液标志物临床应用中国指南(2024 版)》,阿尔茨海默病脑脊液、血浆、血清样本的分析前标准化操作流程详见表 4-4-1 ~ 表 4-4-3。

表 4-4-1 阿尔茨海默病脑脊液样本的分析前标准化操作流程

步骤	流程
采集	1. 严格判断腰椎穿刺的适应证及禁忌证 2. 告知可能出现的风险和不良反应并签署知情同意书 3. 由经验丰富的临床医师在无菌的环境下操作 4. 采用小直径(0.7mm)、非切割针头的穿刺针 5. 对操作困难的个体可在超声引导下穿刺,避免对其反复穿刺 6. 采用滴取法,脑脊液从穿刺针直接滴入低吸附聚丙烯(PP)材质采集管内,中间不经其他采集管或离心管的转移,以减少蛋白损失 7. 弃去前 1 ~ 2ml 脑脊液,不用于阿尔茨海默病标志物检测 8. 各管采集脑脊液体积至少为采集管容积的 50% 9. 采集体积根据需求而定,一般一次不超过 10ml,最多不超过 30ml
离心	采样后尽快离心[①](30 分钟内),2 000×g,10 分钟,室温;若离心前 2 ~ 8℃短期保存,可在 2 ~ 8℃条件下离心
分装	1. 若不能在短时间内离心分装,24 小时内可存放于 2 ~ 8℃ 2. 使用低吸附、PP 材质的移液器吸头分装至低吸附、PP 材质冻存管 3. 对于同一采集管中的脑脊液样本可使用 1 个吸头分装,不需要更换吸头。前 3 ~ 5 管样本可能会因为吸头的黏附作用而出现标志物浓度降低,因此检测 β 淀粉样蛋白(Aβ)和 tau 蛋白时应尽量选择第 3 ~ 5 管之后的样本 4. 对于离心样本,离心后直接分装上清液,无须将上清液转移至新管 5. 根据检测所需确定冻存管规格,分装体积为冻存管容积的 50% ~ 80%
转运／存储	1. 分装后迅速冻存于 −80℃或液氮中(采集至冻存不超过 2 小时),可至少保存 2 年 2. 转运或新鲜样本检测前短期存储: < 3 小时,室温;3 ~ 24 小时,2 ~ 8℃;24 小时 ~ 2 周,−20℃或 −80℃[②] 3. 待检样本冻融不超过 3 次

注:①国际推荐仅在肉眼可见血液污染时需离心处理。但研究发现脑脊液于室温下放置 30 分钟即可发生蛋白质、氨基酸、代谢分子的显著变化,与脑脊液内白细胞数量相关;且为保持待检样本的一致性,此处建议脑脊液采集后统一离心处理,以去除各种细胞成分。②国际推荐转运或短期存储条件为 2 ~ 8℃条件下 ≤ 14 日,或室温(20 ~ 25℃)条件下 ≤ 2 日。但该推荐仅基于温度和时间对 Aβ 影响的研究,而缺乏对温度更为敏感的 P-tau 的观察,因此该推荐仍待验证,此处暂根据血液的存储条件进行推荐。

表 4-4-2　阿尔茨海默病血浆样本的分析前标准化操作流程

步骤	流程
采集	1. 晨起空腹状态采集 2. 多用真空采血针,采集困难时可采用蝶翼针(皮下注射针可能导致溶血) 3. 采集针型号及采集部位:22 号口径(0.7mm),肘静脉血 4. 采用聚丙烯(PP)材质管(K2-EDTA)收集血浆 5. 各管采集体积至少为采集管容积的 50% 6. 血样采集完毕即刻轻柔颠倒采血管数次
离心	静置 30 分钟后,2 000×g,10 分钟,室温;若离心前 2 ~ 8℃短期保存,可在 2 ~ 8℃条件下离心
分装	1. 使用低吸附、PP 材质的移液器吸头和冻存管 2. 将各采血管离心后的上清液转移至同一个低吸附 PP 采集管中混匀 3. 用移液器吸头轻轻反复吹打数次浸润吸头,然后用该吸头继续分装,分装过程中不再更换吸头;边混匀,边分装 4. 分装体积 250/500/1 000μl,为分装管容积的 50% ~ 80%
转运/存储	1. 分装后迅速冻存至 –80℃或液氮中(采集至冻存不超过 2 小时) 2. 转运或新鲜样本检测前短期存储。< 3 小时,室温;3 ~ 24 小时,2 ~ 8℃;24 小时 ~ 2 周,–20℃或 –80℃ 3. 待检样本冻融不超过 2 次

表 4-4-3　阿尔茨海默病血清样本的分析前标准化操作流程

步骤	流程
采集	1. 晨起空腹状态采集 2. 多用真空采血针,难以采集时可采用蝶翼针(皮下注射针可能导致溶血) 3. 采集针型号及采集部位:22 号口径(0.7mm),肘静脉血 4. 采用普通真空血清管收集血清 5. 使用前将采血管放置室温(18 ~ 25℃)进行温度平衡 6. 各管采集体积至少为采集管容积的 50% 7. 血样采集完毕即刻轻柔颠倒采血管数次 8. 室温凝集至少 15 分钟
离心	血样采集 60 分钟内离心,1 500×g,15 分钟,4℃
分装	1. 使用低吸附、聚丙烯(PP)材质的移液器吸头和冻存管 2. 将各采血管离心后的上清液转移至同一个低吸附 PP 采集管中混匀 3. 用移液器吸头轻轻反复吹打数次浸润吸头,然后用该吸头继续分装,分装过程中不再更换吸头

续表

步骤	流程
分装	4. 边混匀,边分装 5. 分装体积为分装管容积的 50% ~ 80%(常见分装体积 0.5ml)
转运/存储	1. 分装后迅速冻存至 –80℃或液氮中(采集至冻存不超过 2ml) 2. 待检样本冻融不超过 2 次

（秦　琪）

第五节　影像学检查

近年来,以神经影像学生物标志物为代表的临床辅助诊断技术极大地促进了认知障碍的临床诊断、疾病分级、预后评估的发展。虽临床表型同表现为痴呆,但病因多样,如何根据病例特点选择合适的影像学手段进行鉴别尤为重要。脑的结构影像学检查是痴呆及相关认知障碍临床诊断不可或缺的一部分,正电子发射断层成像(PET)的核医学影像可实现痴呆患者脑内病理蛋白沉积程度和范围的可视化,可用于痴呆的鉴别诊断及监测疾病进展。

一、结构性 MRI

首选结构性 MRI 而不是 CT 作为认知障碍的检查方法。CT 对于关键认知结构占位性病变(肿瘤)、出血及钙化病灶导致的认知障碍有一定诊断价值,但在揭示白质病变、小梗死灶、亚急性脑出血,以及脑干、皮质下区域、颅后窝的病变不如结构性 MRI。

推荐所有可疑认知障碍患者完成 T_1WI、T_2WI、FLAIR 序列扫描。常规序列有助于发现脑内异常信号,进行初步诊断,如疑似伴皮质下梗死和白质脑病的常染色体显性遗传性脑动脉病(cerebral autosomal dominant arteriopathy with subcortical infarcts and leukoencephalopathy,CADASIL),结构性 MRI 可见大脑白质对称性高信号,颞极和外囊受累明显,伴有腔隙性脑梗死灶(图 4-5-1A)。CADASIL 诊断中常规 MRI 不具有特异性,还需要结合患者的临床表现、家族史、NOTCH3 基因检测结果等。

疑似血管性认知障碍的患者也推荐完善颅脑结构性 MRI。颅脑结构性

MRI 联合 *APOE* ε4 基因型对非痴呆型血管性认知障碍患者的早期诊断和疾病进展具有诊断作用。

此外,部分患者还需加做以下序列(表 4-5-1)。

斜冠状位 T_1WI 序列:海马内侧颞叶萎缩(medial temporal lobe atrophy,MTA)是 AD 患者早期特异性标志。疑似 AD 源性认知障碍患者推荐完善斜冠状位 T_1WI 序列进行海马 MTA 评分(图 4-5-2)。从认知正常人群中鉴别出 AD 源性痴呆的 MTA 评分界值分别是:50 ~ 64 岁 ≥ 1 分;65 ~ 74 岁 ≥ 1.5 分;75 ~ 84 岁 ≥ 2 分。需要注意的是,MTA 评分无法较好地区分出遗忘型 MCI 与认知正常人群。另外 MTA 评分鉴别早发型 AD 与 FTD 的准确性也较低。1.5T MRI 和 3.0T MRI 在海马萎缩的诊断上无显著差异。

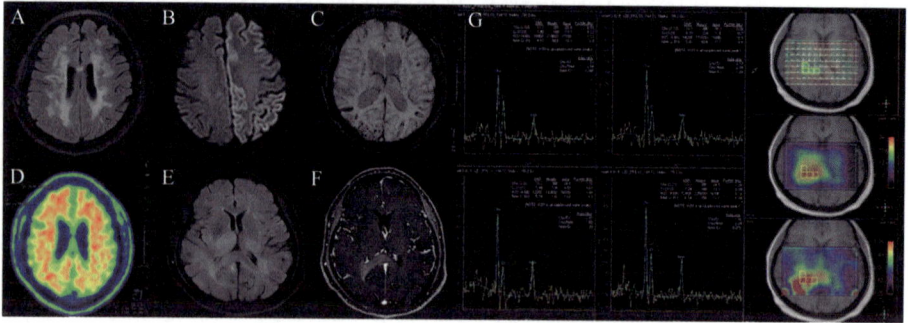

图 4-5-1　MRI 结构相对认知障碍的鉴别诊断

A. 患者,女,60 岁,记忆力减退 2 月余,FLAIR 序列示广泛脑白质病变,*NOTCH3* 基因检测到杂合变异,c.1819C > T p.R607C,该变异注释为致病 / 可能致病变异,结合其他检查临床诊断为 CADASIL。B. 患者,女,71 岁,言语障碍、反应迟钝 1 月余,DWI 序列示花边征,结合其他检查临床诊断为散发型克 - 雅病。C ~ D. 患者,男,54 岁,记忆力下降 3 年余,SWI 序列示脑内多发陈旧性小出血灶,双侧额顶颞叶脑回样低信号改变,拟脑皮质表面含铁血黄素沉积(图 C),[18]F-AV45-PET 显示双侧大脑皮质广泛 Aβ 沉积(图 D),临床诊断为脑淀粉样血管病(CAA)。E ~ G. 患者,女,58 岁,记忆力下降 2 个月,颅脑 MRI 示右侧丘脑、右侧胼胝体压部、胼胝体体部及侧脑室后角、双侧顶叶皮质下信号异常伴局部脑回肿胀并异常强化(图 E 为 MRI FLAIR 序列,图 F 为增强 MRI),磁共振波谱(MRS)分析提示恶性肿瘤可能,患者最终脑活检示高级别脑胶质瘤。

DWI 序列：疑似血管性因素或特殊感染（朊蛋白）导致的认知障碍患者，建议加选 DWI 序列（图 4-5-1B）。

SWI 序列：疑似合并锥体外系症状和/或小血管病变，尤其是脑淀粉样血管病（cerebral amyloid angiopathy，CAA）及并发糖尿病的认知障碍患者，建议加选 SWI 序列（图 4-5-1C）。

增强 MRI 和磁共振波谱（magnetic resonance spectroscopy，MRS）序列：常规 MRI 发现关键脑结构可疑占位的患者，可选用增强 MRI 和 MRS 分析（图 4-5-1F、图 4-5-1G）。

DTI 序列：疑似合并肌萎缩侧索硬化（amyotrophic lateral sclerosis，ALS）的认知障碍患者，可选用 DTI 序列评估白质纤维的连续性和完整性。

表 4-5-1　结构性 MRI 扫描序列推荐方案

推荐加做序列	推荐人群	推荐依据
斜冠状位 T_1WI	疑似 AD 患者	从认知正常人群中鉴别出 AD 源性痴呆的 MTA 评分界值分别是：50 ~ 64 岁 ≥ 1 分（灵敏度和特异度分别为 92.3% 和 68.4%），65 ~ 74 岁 ≥ 1.5 分（灵敏度和特异度分别为 90.4% 和 85.2%），75 ~ 84 岁 ≥ 2 分（灵敏度和特异度分别为 70.8% 和 82.3%）
DWI	疑似血管性因素或特殊感染（朊蛋白）导致的认知障碍患者	对于朊蛋白病的诊断能力，灵敏度为 90% ~ 95%，特异度为 90% ~ 100%。
SWI	疑似合并锥体外系症状和/或小血管病变，尤其是 CAA 及并发糖尿病的认知障碍患者	在 CAA 病例中，评估者在 SWI 序列上评估微出血的评估者之间的可靠性良好（组内相关系数 0.87）
增强 MRI 和 MRS	常规 MRI 发现关键脑结构可疑占位的患者	利用胆碱峰（Cho 峰）和 N- 乙酰天门冬氨酸峰（NAA 峰）可将肿瘤和非肿瘤鉴别，其受试者操作特征（ROC）曲线下面积为 0.94，特异度 86%，灵敏度 90%

续表

推荐加做序列	推荐人群	推荐依据
DTI	疑似合并 ALS 的认知障碍患者,如 bvFTD	一项荟萃分析纳入 8 项研究的 143 名 ALS 和 145 名健康对照,发现 ALS 患者额叶白质、扣带回及内囊后肢的 FA 减少

注:所有可疑认知障碍患者需要完善 T_1WI、T_2WI、FLAIR 像(水平位 + 冠状位海马相)。AD,阿尔茨海默病;MTA,内侧颞叶萎缩;DWI,弥散加权成像;SWI,磁敏感加权成像;MRS,磁共振波谱;DTI,弥散张量成像;CAA,脑淀粉样血管病;ALS,肌萎缩侧索硬化;bvFTD,行为变异型额颞叶痴呆;FA,各向异性分数。

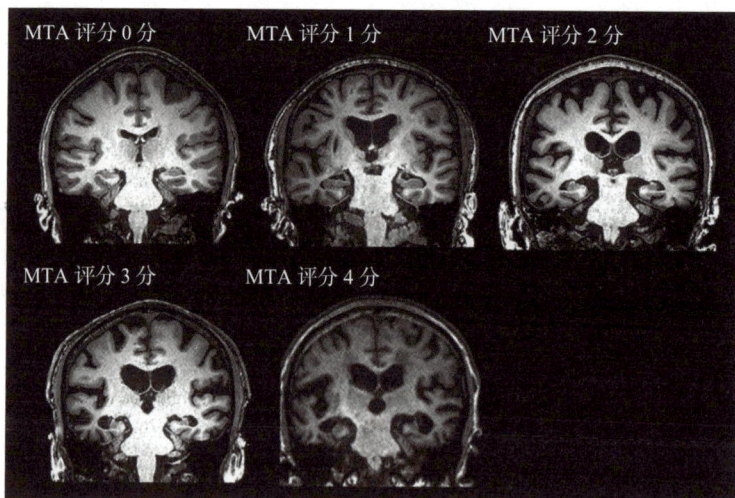

MTA. 内侧颞叶萎缩。

图 4-5-2　海马 MTA 评分

MTA 评分 0 分,正常;MTA 评分 1 分,仅有脉络裂增宽;MTA 评分 2 分,伴侧脑室颞角增宽; MTA 评分 3 分,海马体积中度减小,高度降低;MTA 评分 4 分,海马体积重度减小。

　　需要注意的是,神经影像学结果并不能代表疾病的完整诊断和临床症状,必须慎重解读和分析。例如:脑萎缩必须考虑随年龄增长的生理性变化,即神经影像发现的萎缩是否具有年龄匹配性;脑萎缩不是一种疾病而是一个形态学(影像或大体病理)描述词汇;同时总体海马萎缩并非 AD 的特征性标志,必须兼顾海马高度、脉络裂宽度和颞角宽度。对于白质病变,临床常用 Fazekas 量表进行评估,将脑室旁和深部白质病变分开评分,两部分的分数相加计算总分。脑室旁高信号评分：0分代表无病变；1分代表帽状或者铅笔样薄层病变；2分代表病变呈光滑的晕圈；3分代表不规则的脑室旁高信号延伸到深部白质。深部白质信号：0分代表无病变；1分代表点状病变；2分代表病变开始融合；3分代表病变大面积融合。但必须意识到，一些非特异性的点状结构，如MRI中的高信号、不明确的高亮结构、白质软化灶，或白质疏松，可能与患者的认知障碍并无重要相关性，或不能用来完全解释认知下降原因；即使是严重的白质病变也不能和认知损害画等号。

二、功能性MRI等其他MRI新技术

静息态功能性MRI（functional MRI，fMRI）能够显示不同类型痴呆之间具有差异性的脑网络拓扑结构，故而成为潜在的痴呆早期筛查、诊断标志物。多项研究利用大尺度脑网络的功能连接、图论指标来构建机器学习模型，鉴别诊断AD与健康对照的符合率可达90%以上，但不同研究对MCI与健康对照分类的符合率差异较大，尚无公认的模型。此外，动脉自旋标记（arterial spin labeling，ASL）所示脑组织灌注在健康对照、AD及FTD中存在差异，可用于鉴别诊断。目前这些技术尚在科研阶段，未应用于临床。

三、正电子发射断层成像（PET）的核医学影像

ATN（Aβ、tau蛋白和神经退行性病变）诊断框架是诊断痴呆的生物标志物诊断体系，Aβ-PET显像和tau-PET显像可实现这一病理诊断系统中AT生物标志物在痴呆患者脑内沉积程度和范围的可视化（图4-5-3）。

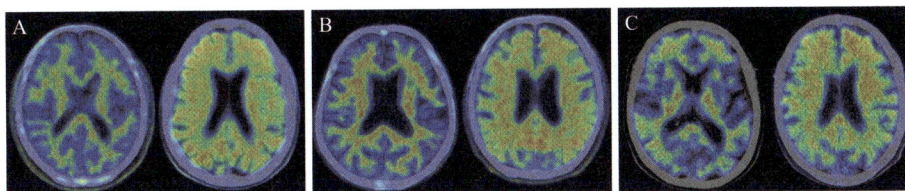

图4-5-3 Aβ-PET显像示例

A. 氟[18F]贝他苯（18F-florbetaben）图像；B. 氟[18F]贝他吡（18F-florbetapir）图像；C 氟[18F]美他酚（18F-flutemetamol）图像。

ATN 诊断框架用于识别临床前 AD 的预测价值在 4 个独立队列中得到证实,大多数没有认知障碍的 A+T+(N+)老年人在 2～3 年内出现 AD 症状。ATN 诊断框架依赖的 Aβ-PET 显像和 tau-PET 显像的 AD 预测作用已经超越了传统的脑血流灌注和糖代谢评估。

用于 Aβ-PET 显像的代表性正电子核素标记显像剂有氟 [^{18}F] 贝他吡([^{18}F-florbetapir)、氟 [^{18}F] 贝他苯(^{18}F-florbetaben)、氟 [^{18}F] 美他酚(^{18}F-flutemetamol)和 ^{11}C- 匹兹堡 B 复合物(^{11}C-PIB)等。除常规的视觉评估外,可利用标准摄取值比值(standardized uptake value ratio,SUVr)或 Centiloid 量表对 PET 图像进行定量分析。

用于 tau-PET 显像的代表性正电子核素标记显像剂有 ^{18}F-flortaucipir、^{18}F-MK-6240、^{18}F-THK5317、^{18}F-THK5351 和 ^{11}C-PBB3 等。tau-PET 显像主要的定量分析方法是 SUVr 图像分析法。

怀疑神经变性痴呆推荐完善 ^{18}F-FDG PET 和 Aβ-PET 或 tau-PET 进行鉴别诊断,但一般情况下不推荐用于无症状的患者。

(一)Aβ-PET 显像

1. Aβ-PET 原理与显像剂　PET 显像通过正电子核素标记的显像剂特异性结合病理学和 / 或病理生理学生物标志物来实现活体分子显像,以提供可定量与可视化的生物学信息。

目前,靶向 Aβ 的显像剂主要有三类,分别以苯并噻唑、二苯乙烯和苯乙烯基吡啶为核心。^{11}C-PIB 在 2004 年首次应用于人体显像,是迄今临床研究中应用最广泛的 Aβ 显像剂。由于放射性核素 [^{11}C] 的物理半衰期仅为 20.3 分钟,^{11}C-PIB 只能在拥有加速器的单位开展显像,限制了其在临床的广泛应用。氟 [^{18}F] 标记的显像剂,其半衰期为 109.8 分钟,便于商业生产及区域内配送。目前在国际上获批临床使用的氟 [^{18}F] 标记 PET 显像剂有三种,即 ^{18}F-florbetapir(AV-45,2012 年)、^{18}F-flutemetamol(2013 年)和 ^{18}F-florbetaben 注射液(AV-1,2014 年)。

2. Aβ-PET 显像适应证

(1)Aβ-PET 显像的应用场景

1)阿尔茨海默病的诊断:Aβ-PET 显像能够在病变初期检测到大脑中的

Aβ 沉积,从而提供阿尔茨海默病的病理证据。这有助于医师在临床症状尚不明显时,确认或排除阿尔茨海默病的诊断。

2)鉴别诊断:不同类型的痴呆有不同的病理机制,Aβ-PET 显像可以显示是否存在 Aβ 沉积。如果显像结果显示没有 Aβ 沉积,可能提示患者患有其他类型的痴呆,而非阿尔茨海默病。

3)评估轻度认知障碍(MCI)患者的风险:MCI 是一种认知功能比正常老化更显著下降但尚未达到痴呆程度的状态。对于被诊断为 MCI 的患者,Aβ-PET 显像可以评估其进展为阿尔茨海默病的风险。在评估 MCI 患者未来发展风险时,Aβ-PET 显像可以作为一个重要的工具,帮助制订更个性化的监测和干预计划。

4)临床试验或者药物临床试验:随着靶向 Aβ 修饰治疗药物的上市,Aβ-PET 显像可用于评估患者是否适合此类治疗方法,也可用来评估治疗过程中 Aβ 的变化,监测药物的疗效。同时,Aβ-PET 显像在临床研究中可用于筛选研究参与者,确保他们具有阿尔茨海默病相关的病理变化。

(2)Aβ-PET 显像的其他临床场景:Aβ-PET 显像在以下临床工作情况也具有实用性。

1)由认知障碍相关疾病专家全面评估后,认知障碍的原因仍然不确定者。

2)是否存在 Aβ 病理学将有望增加诊断的确定性并改变患者的临床管理。

3)持续性或进行性不明原因的 MCI 患者。

4)满足 AD 临床标准,但是临床表现不明确或者病因病程复杂的患者。

5)进行性痴呆和非典型早老性痴呆患者(发病年龄早于 65 岁)。

6)具有轻微认知损伤,用于评估是否需要进行疾病修饰治疗的。

3. Aβ-PET 显像不适用的情况

(1)鉴定痴呆的严重程度。

(2)患者有主观认知下降主诉但客观量表等临床检查正常。

(3)疑似常染色体显性突变时欲代替基因检测。

(4)无症状个体。

(5)非医疗和研究用途(如筛查、保险和法律范围)。

4. Aβ-PET 操作流程　Aβ-PET 操作在核医学科进行,临床医师应注意不同显像剂的推荐剂量、采集时间略有差异。^{11}C-PIB 推荐剂量 370 ~ 555MBq

(10 ~ 15mCi)。氟 [^{18}F] 标记的显像剂,不同显像剂推荐剂量不一。^{18}F-florbetapir 推荐剂量 (370 ± 37)MBq[(10 ± 1)mCi],低于 185MBq (5mCi) 不推荐注射。^{18}F-florbetaben 推荐剂量 (300 ± 30)MBq[(8.1 ± 0.81)mCi],低于 185MBq (6.5mCi) 不推荐注射。^{18}F-flutemetamol 推荐剂量 (191 ± 19.1)MBq[(5.1 ± 0.51)mCi]。

PET 图像采集步骤同常规颅脑 PET 显像,推荐采用 3D 平台期静态扫描,采集时长为 20 分钟。推荐的静态采集方式为 ^{11}C-PIB、^{18}F-florbetapir 显像在注射显像剂 50 分钟后采集 20 分钟,而 ^{18}F-florbetaben 注射液、^{18}F-flutemetamol 显像在注射显像剂后 90 分钟采集 20 分钟。

其他图像重建及展示方法应与核医学科工作人员进行沟通。

5. Aβ-PET 图像结果的解读(视觉判读)

(1)判断图像质量:观察是否存在运动或衰减伪影、PET/CT 或 PET/MRI 融合配准情况;观察脑部结构图像是否左右对称、中线有无偏移、是否存在梗死灶等血管性疾病症状,依据图像排除脑外伤、脑梗死等脑实质损伤原因造成的认知损害。

(2)图像解读流程和标准:横断位阅片时,应按照自下而上的顺序,从小脑开始,随后依次观察颞叶、枕叶、额叶直至顶叶;如遇疑难病例再观察冠状位和矢状位以寻找相应判断依据。

(3)阴性影像学特征:典型的 Aβ 阴性影像学表现为大脑灰白质摄取间存在显著对比,即灰质低摄取而白质保留正常的高摄取(图 4-5-4A)。

(4)阳性影像学特征:典型的 Aβ 阳性影像学表现为灰质摄取增高而导致的灰白质摄取对比明显减弱。在绝大多数病例中,作为内参的小脑皮质因未被疾病累及,应仍保留灰质低白质高的摄取差异(图 4-5-4B)。

6. 注意事项 脑萎缩在 Aβ-PET 显像受试者中常见,可能会导致在视觉判读中低估灰质的 Aβ 沉积,如大脑皮质轻度萎缩可导致假阳性(白质摄取外溢至灰质),重度脑萎缩会导致假阴性(皮质太薄而无法区分沉积的灰质与邻近白质),因此应当对解剖图像观察到的脑萎缩程度加以考虑。此外,部分受试者由于认知障碍难以配合或合并震颤等运动障碍,头动伪影在 Aβ-PET 显像中亦常见,可能引起图像模糊、信噪比减低、匹配错位和衰减校正错位等问题,亦需要注意,必要时须重新显像以获得清晰可靠的数据。如果患者头部运动导致图像

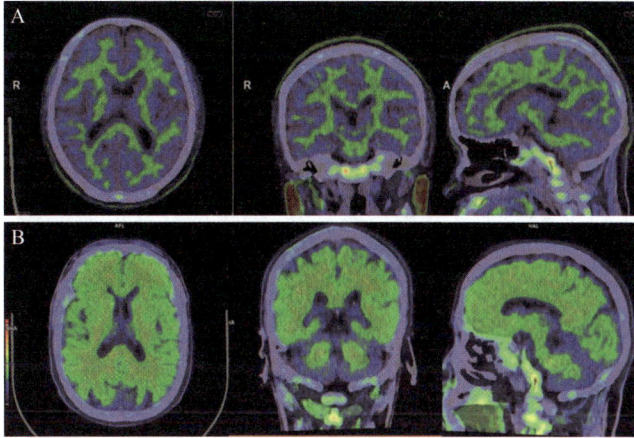

图 4-5-4 ^{18}F-florbetapir PET 图像

A. 典型阴性图像,从左向右依次为横断位、冠状位及矢状位,各个层面均显示出很好的灰白质对比度、灰白质分界清晰;灰质未见 ^{18}F-florbetapir 摄取升高。B. 典型阳性图像,各个层面可见大脑灰白质的对比度消失,灰白质分界不清晰,灰质见 ^{18}F-florbetapir 摄取明显升高,以双侧额叶、顶颞叶及后扣带回明显。

质量显著下降,则应考虑重新扫描。大脑皮质的定位或边缘不容易确定时,可参考 PET 和 CT 的融合图像(检查机器是 PET/CT)或者 PET 和 MRI 融合图像。

(1)Aβ-PET 显像假阳性:造成 Aβ-PET 显像假阳性的可能情况如下。

1)生理性年龄相关变化:随着年龄增长,即使在健康老年人中,也可能出现一定程度的 Aβ 沉积;老年人群中的 Aβ 沉积并不一定导致认知障碍或痴呆。因此,在没有明确临床症状的情况下,检测到的沉积可能属于年龄相关的生理变化,而非病理性变化。

2)个体生理差异:不同个体在生理上对 Aβ 的沉积可能存在差异;一些个体小脑对 Aβ 的清除效率较低等。

3)扫描技术和标记物问题:PET 显像的灵敏度和特异度受到使用的放射性标记物和扫描设备的影响。标记物非特异性结合:放射性标记物可能与其他非目标蛋白结合,导致假阳性信号。设备分辨率:分辨率较低的扫描设备可能会误读图像,导致假阳性结果。

4)并发疾病:其他神经系统疾病可能导致脑内 Aβ 沉积,但这些疾病并不一定是阿尔茨海默病。血管性痴呆:一些血管性病变可能导致 Aβ 沉积。其他神经变性疾病:如路易体痴呆等,也可能有类似的蛋白沉积,导致显像结果混淆。

5)临床诊断和病理不一致:临床症状与病理变化之间并非总是直接对应的。一些患者可能表现出认知障碍等症状,但这些症状可能由其他原因引起,而不是由 Aβ 沉积引起的。一些脑中存在 Aβ 沉积的患者可能并没有明显的临床症状。

6)影像解读误差:影像结果的解读高度依赖于影像科医师的经验和专业知识。

(2)减少 Aβ-PET 显像假阳性的方法

1)多模式影像评估:结合其他影像学技术,如 MRI 或 CT,提供更多结构和功能信息,帮助确认或排除假阳性结果。

2)临床综合评估:将 PET 显像结果与详细的临床病史、神经心理评估和其他检查结果相结合,进行综合评估。

3)标准化扫描协议和解读标准:使用标准化的扫描协议和解读标准,减少操作和解读中的变异性。

4)高质量设备和标记物:使用高分辨率的 PET 扫描设备和高特异度的放射性标记物,减少技术上的假阳性可能性。

5)连续随访和复查:在初次检测结果不明确或有疑问时,进行连续随访和复查,观察病情变化,以获得更准确的诊断。

综合以上方法,可以有效减少 Aβ-PET 显像中的假阳性情况,提供更准确的诊断依据。

(3)Aβ-PET 显像假阴性:Aβ-PET 显像假阴性情况即显像结果显示大脑中没有 Aβ 沉积,但实际上患者可能有阿尔茨海默病或相关疾病,这种假阴性结果可能会延误诊断和治疗。以下是关于 Aβ-PET 显像假阴性的情况:

1)病变早期背景:在阿尔茨海默病的早期阶段,Aβ 沉积可能尚未达到检测阈值,PET 显像的灵敏度有限,在病变初期,尤其是 Aβ 沉积量较少时,可能无法检测到沉积,导致假阴性结果。

2)标记物灵敏度和特异度问题:PET 显像依赖于放射性标记物来检测

Aβ。低灵敏度标记物:某些标记物的灵敏度较低,可能无法检测到所有形式的Aβ。标记物失效:标记物在体内可能降解或未能正确结合Aβ,导致检测失败。

3)技术限制:扫描设备和成像技术的限制也可能导致假阴性结果。分辨率不足:设备分辨率不足则可能无法检测到微小的Aβ沉积。扫描参数设置:不当的扫描参数设置(如扫描时间过短、放射性剂量不足)可能影响图像质量。

4)患者个体差异:不同患者之间存在个体差异,包括生理和病理方面的差异。沉积模式不同:某些患者的Aβ沉积模式可能与典型的阿尔茨海默病患者不同,导致标记物无法有效检测。快速清除:个体差异可能导致某些患者对标记物的快速清除,造成显像结果显示阴性。

5)临床症状与病理不一致:阿尔茨海默病的临床症状和病理变化并非总是完全一致的。有些患者可能已经出现认知障碍等临床症状,但Aβ沉积尚未达到可检测水平,或者沉积主要集中在PET显像难以检测到的区域。

6)影像解读误差:影像结果的解读高度依赖于影像科医师的经验和专业知识。

(4)减少Aβ-PET显像假阴性的方法

1)使用高灵敏度标记物:选择高灵敏度和高特异度的放射性标记物,提高检测的准确性。

2)改进扫描技术:使用高分辨率的PET扫描设备,并优化扫描参数(如增加扫描时间、提高放射性剂量)以提高检测灵敏度。

3)多模式影像评估:结合其他影像学技术,如MRI或CT,提供更多的结构和功能信息,辅助判断是否存在病理变化。

4)连续随访和复查:在初次检测结果为阴性但临床症状明显的情况下,进行连续随访和复查,以观察病情进展并重新评估。

5)综合临床评估:将PET显像结果与详细的临床病史、神经心理评估和其他检查结果相结合,进行综合评估,避免单纯依赖PET显像作出诊断。

通过以上方法,可以有效减少Aβ-PET显像中的假阴性情况,提供更准确的诊断依据。

7. 结果分析(图像预处理及定量和半定量分析)　由于视觉二元判断结论常难以满足大多数的实际科研需求,各医疗研究机构大多通过对Aβ-PET数据进行定量或半定量分析来反映 Aβ 在全脑或不同脑区的量化沉积程度。在定量分析前需要对 Aβ-PET 图像进行预处理。主要的分析方法如下：

(1)定量及半定量分析：因研究目的和研究设计不同，包括 Aβ-PET 显像在内的数据采集和数据分析过程中关注的具体指标各不相同，本部分仅对一些最基本的参数进行简要介绍。平台期静态显像作为大部分医疗研究机构的首选，一般以平均标准摄取值(mean standardized uptake value,SUVmean)作为反映选定感兴趣区(region of interest,ROI)内 Aβ 沉积整体水平的半定量指标。将目标 ROI 的标准摄取值(standardized uptake value,SUV)除以参考组织的 SUV 即可得到标准摄取值比值(SUVr)。

(2)不同脑区的 ROI 分析：虽然 Aβ 沉积常遍布全脑，但在典型的 AD 中，外侧颞叶和额叶、后扣带皮质/楔前叶、顶叶是最主要的 Aβ 斑块沉积范围。因此，通常建议将包含上述易受累及的"复合 ROI"作为定量计算的靶 ROI。此外，对于 ^{18}F-flutemetamol PET，"复合 ROI"还应包括纹状体。标准空间中的 ROI 模板，如自动解剖标记图谱和 Desikan-Killiany 图谱等可用于 ROI 定义。参考区是指摄取信号不随时间、疾病、人种等发生变化的具有稳定摄取信号的区域。在 Aβ-PET 中，小脑灰质、全小脑、脑桥、脑白质、小脑和脑白质的复合区域均为常用的参考区，可基于标准空间中的 ROI 模板定义参考区。注意在解读阳性或阴性临界值的时候，需要考虑参考区对他们的影响。参考使用既往研究报告的最佳临界值时，需要严格遵守相应研究中获得临界值的量化方法，并且对于 SUVr 处于临界值附近的受试者需要参考视觉读片进行综合判断。

(3)Centiloid 定量：基于 SUVr 发展而来的另一 Aβ-PET 量化单位，其以明确阴性的年轻对照者 Aβ-PET 量化结果均值为 0，明确阳性的典型 AD 患者 Aβ-PET 量化结果均值为 100，将全部 Aβ-PET 量化数值线性缩放标准化至 0～100，从而实现不同显像剂、数据采集、分析方法之间结果的可比性。注意，Centiloid(CL)值可以是负数，也可以超过 100。

(4)非可置换结合潜力：为获得更准确的 Aβ 定量结合信息，有条件的医疗研究机构可对平台期动态数据进行更细致的校正和计算，得到非可置换结合潜力(non-displaceable binding potential,BPND)、分布容积(distribution volume,DV)等参数。计算相关参数时，构建的药代动力学模型包括单组织房室模型

(one tissue compartment model 1,1TCM)、简易化参考组织模型(simplified reference tissue model,STRM)等。通过对灌注期数据的建模和计算,可得到反映脑内血流灌注的补充信息。

8. 报告书写 报告书写(表 4-5-2)应该包含以下内容。

(1)基本信息:患者的姓名、性别、年龄;临床资料和检查目的;MCI 或痴呆的具体临床症状;检查原因(不确定的临床诊断、不典型的发病年龄、已知共病、临床试验等);基于测试结果的临床管理计划。

(2)显像信息:报告中需准确记录机器型号、显像剂名称、显像剂注射剂量、扫描时间及图像重建方法等;另外,如果注射显像剂时遇到问题,特别是注射渗出等事件,需在报告中说明。

(3)影像描述和影像诊断结果:影像描述应按照视觉判读为主,如大脑皮质显像清晰,大脑皮质未见/见放射性摄取异常增高灶;若见异常,则描述主要分布脑区,如以额叶、顶颞叶、后扣带回明显;可写入半定量分析结果 SUV,小脑皮质 SUV 也可作为参考脑区写入报告。影像诊断结果应写明阳性(轻度、中度或重度沉积)或者阴性(无明显沉积或无沉积)。

(4)以下情况应在报告中备注:①是否存在脑萎缩(参考 CT 或者 MRI);②小脑中放射性标记物分布状况;③如果大脑灰、白质分界不清,应在报告中注明;④如果信号在大脑灰质高于白质,应标注脑灰质所处位置。需要注意的是,报告结果中会提示 Aβ 阴性或者阳性,但是阳性结果并不提示 AD 的存在,在非 AD 型痴呆中也会出现 Aβ 斑块沉积。同理,Aβ 阴性也不排除其他 AD 类的共病。

表 4-5-2 Aβ-PET 显像检查报告

报告项目	内容
检查信息部分	
基本信息	姓名、性别、年龄、来源(住院或门诊)、病案号(门诊或住院号)、检查科室、申请医师、检查号、检查日期
临床诊断	记忆力下降 n 个月/认知障碍待查
检查目的	诊断及鉴别诊断
检查项目	Aβ-PET/CT(PET/MRI)显像

报告项目	内容
技术信息	设备名称和型号、显像剂名称、注射剂量、注射时间、注射部位
报告正文部分	
简要病史	主要病史、症状特点与体征、重要的相关检查结果、治疗情况、既往脑部相关疾病史、重要家族史
检查过程	静脉注射显像剂_____MBq(mCi),视听封闭状态下平静休息_____分钟,行脑部PET(三维采集)及CT断层显像[MRI(MRI序列名称)断层显像]。上述PET图像行衰减校正及迭代法重建,PET及CT(MRI)图像以多层面、多幅显示,影像清晰
影像所见	PET显像:大脑皮质见明显显像剂分布,灰白质对比不清,以双侧顶叶、后扣带回/楔前叶及颞叶外侧皮质更为显著,SUVmax等定量分析参数;可见"平原征""亲吻征"及"夏树征" CT或MRI:双侧脑结构对称;双侧顶叶及颞叶脑沟、裂增宽、加深,侧脑室对称性扩大,脑中线结构居中;脑灰白质对比正常;脑实质内未见明显异常信号或密度影;其他MRI功能序列描述
检查结论	(1)各大脑皮质见明显Aβ沉积,以双侧顶叶、后扣带回及颞叶外侧皮质更为显著 (2)脑萎缩,以双侧顶叶及颞叶为著 (3)其他与阿尔茨海默病相关的异常影像学表现符合阿尔茨海默病影像学改变,请进一步结合临床 (4)非阿尔茨海默病的异常影像及结论

注:Aβ,β淀粉样蛋白;PET,正电子发射断层成像;SUVmax,最大标准摄取值。

(二)tau-PET显像

1. tau-PET显像原理和显像剂　AD中,tau蛋白的过度磷酸化削弱了其与微管的结合,过度磷酸化的tau蛋白组装成纤维。异常磷酸化的tau蛋白导致双股螺旋样纤维(paired helical filament,PHF)和神经原纤维缠结(neurofibrillary tangle,NFT)的形成。靶向tau蛋白的PET显像可反映脑内NFT。tau-PET显像可定量表达tau蛋白沉积空间分布异常,可用来评估AD严重程度。tau-PET显像在AD的中晚期诊断价值更高,与病情严重程度明显相关,有利于评估疾病进展。

目前 ^{18}F-flortaucipir(又称 ^{18}F-AV1451)是首个获批的tau-PET显像剂,可

用于估计、评判 NFT 的密度和分布。然而 ^{18}F-flortaucipir 可与血管、铁相关区域、黑质、脉络丛钙化、脑下垂体黑色素及单胺氧化酶 -A/B（MAO-A/B）脱靶结合，为克服脱靶结合，具有新骨架结构的第二代 tau-PET 显像剂，如 ^{18}F-RO948、^{18}F-MK6240、^{18}F-PI2620 等，目前正积极开展相关临床试验。目前常用的 tau-PET 显像剂主要有第一代显像剂 ^{18}F-flortaucipir、^{18}F-THK5351、^{11}C-PBB3，第二代显像剂 ^{18}F-florzolotau、^{18}F-PI2620、^{18}F-MK6240 等。

2. tau-PET 显像适应证

（1）AD 的进一步明确诊断。

（2）神经变性疾病诊断与鉴别诊断。

（3）评估神经变性疾病的进展及其严重程度。

3. tau-PET 操作流程　不同显像剂的注射剂量和采集时间也需要注意。^{18}F-flortaucipir 注射剂量为 370MBq；^{18}F-florzolotau 注射剂量为 370MBq，^{18}F-PI2620 注射剂量为 185MBq，^{18}F-MK6240 注射剂量为 185MBq。^{18}F-florzolotau 注射全程应在绿光或者黄光灯光下进行以减少显像剂分解，但受检者注射前后不需要避光。

PET 图像采集：^{18}F-flortaucipir 注射后 80 分钟开始采集图像，采集 20 分钟；^{18}F-florzolotau 注射后 90 分钟开始采集图像，采集 20 分钟；^{18}F-PI2620 注射后 30 分钟开始采集图像，采集 30 分钟；^{18}F-MK6240 注射后 90 分钟开始采集图像，采集 20 分钟。其余图像采集同 ^{18}F-florbetapir PET 显像。不同显像剂所示的 AD 患者 tau 蛋白沉积见图 4-5-5 ～图 4-5-7。

4. tau-PET 图像结果解读（视觉判读）

（1）tau-PET 图像阅读流程：横断位阅片时应按照自下而上的顺序，从作为内部参考的小脑皮质层面开始，随后依次观察大脑颞叶、枕叶、顶叶及额叶，重点观察大脑皮质区域。如遇疑难病例再观察矢状位或冠状位，寻找影像中的相应判断依据。图像判读先由 2 名经过专业培训的影像科医师进行；当出现意见不统一时，由第 3 名影像科医师提供建议。

（2）AD 患者的 tau-PET 显像特征：根据 Braak 分级，典型 AD 患者 tau 蛋白异常沉积的播散通常遵循"内嗅皮质（Braak Ⅰ和Ⅱ期）—边缘叶（Braak Ⅲ和Ⅳ期）—新皮质（Braak Ⅴ和Ⅵ期）"的顺序。因此 PET 图像基本表现为根据上述路径逐步蔓延的阳性显像。早期典型 AD 患者的显像剂摄取主要累及海马、海马旁回,单侧或双侧均可累及;晚期典型 AD 患者的显像剂摄取广泛累及大脑皮质,包括额叶、顶叶、颞叶和枕叶,可呈现对称性或不对称性。AD是最常见但并非唯一存在 tau 蛋白异常沉积的疾病,因此在出具报告时不能给出直接诊断 AD 的结论,需要结合 Aβ-PET 显像的结果。

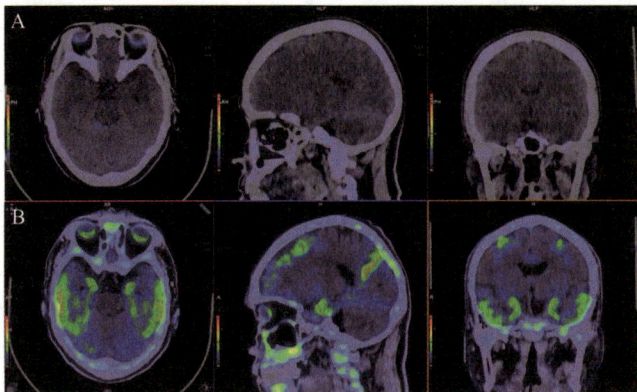

图 4-5-5　^{18}F-MK6240 的图像示例

A. 正常对照;B.AD 患者显示 tau 蛋白沉积。

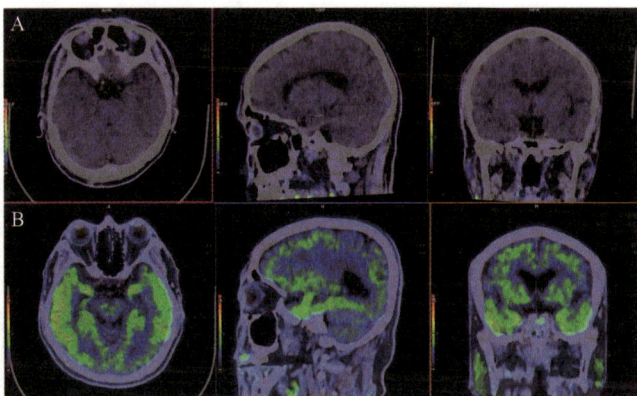

图 4-5-6　^{18}F-florzolotau PET/CT 图像示例

A. 正常对照;B.AD 患者显示 tau 蛋白沉积。部分受试者 ^{18}F-florzolotau 摄取显示脉络丛的非特异性摄取。

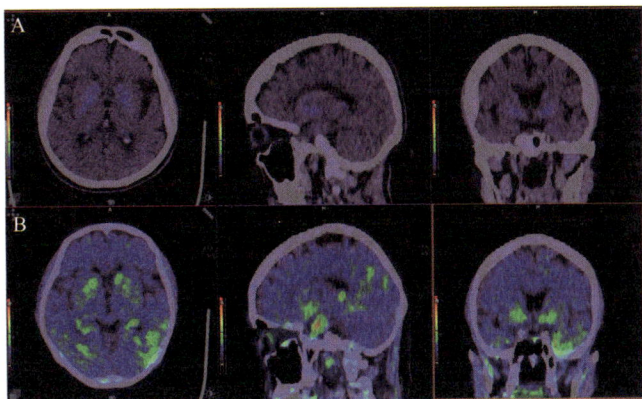

图 4-5-7 ^{18}F-flortaucipir PET/CT 图像示例

A. 正常对照;B.AD 患者显示 tau 蛋白沉积。由于对 MAO-B 的非特异性结合,^{18}F-flortaucipir 在基底节区域有非特异性结合。

5. 基于 SUV 和 SUVr 的半定量分析 确定位于大脑皮质的目标脑区后,手动勾画感兴趣区(ROI),可获得 ROI 的标准摄取值(SUV)。通常情况下,以不显示 tau 蛋白沉积的小脑皮质作为半定量分析的参考脑区。因此以相同的方法勾画获得小脑皮质的 SUV,可计算出大脑皮质 ROI 的标准摄取值比值(SUVr)。尽管 SUV 和 SUVr 可能对于大脑皮质 tau 蛋白的异常沉积提供一些半定量信息,但在目前针对 AD 患者的 tau-PET 显像报告解读中,仅作为参考,不作为绝对标准。半定量计数值多用于科研判断 tau-PET 的阴阳性,不同的显像剂所设置的阈值不同。图像处理流程同 Aβ-PET 图像的流程。

(三)FDG PET 显像

1. FDG PET 显像原理 ^{18}F-FDG PET 开展较早、技术较成熟,已被广泛应用于临床。^{18}F-FDG 能被细胞膜葡萄糖转运体结合进入细胞。通过己糖激酶磷酸化生成 6-PO$_4$-^{18}F-FDG,因分子结构改变不能进一步参加糖代谢而较长时间滞留在细胞内,其显像反映的是细胞的葡萄糖代谢水平。当神经元变性、丢失及突触功能异常时,所在区域的糖代谢水平下降,^{18}F-FDG 被神经元摄取减少,从而在显像阶段出现受累区域核素信号强度的改变。

AD 中,使用 ^{18}F-FDG PET 检测到的脑代谢低下是神经退行性病变的标志。它可以测量与大脑谷氨酸突触和星形胶质细胞活动的局部强度直接相关的区域葡萄糖消耗。^{18}F-FDG PET 可评估低代谢的程度和位置,反映神经元功能障碍。FDG PET 可作为早期诊断 AD、MCI 或临床前阶段的生物标志物,也可作为治疗前或非药物治疗以及疗效评估的生物标志物。

2. FDG PET 操作流程

(1)患者准备:为保证 ^{18}F-FDG PET 检查结果的准确性,受检者在检查前应至少空腹和禁止口服或静脉注射含有糖或葡萄糖的液体至少 4 小时,6 小时以上为佳。在给药前即时测血糖为 8.3 ~ 11.1mmol/L。显像当日停止服用抗精神病药等可能影响脑葡萄糖代谢的药物。

(2)显像剂注射和图像采集:推荐剂量为 185 ~ 444MBq,以 222MBq 为佳,注射过程宜在 1 分钟内完成。注射 ^{18}F-FDG 前后 30 分钟,患者应在安静、避光环境中保持休息状态,以避免对患者感觉、听觉和运动的刺激。其余事项同 Aβ-PET 显像剂注射的要求。

PET 图像采集:在静态显像中,推荐显像剂注射后 35 ~ 60 分钟行 PET 脑部扫描 10 分钟以上,目前国内常用注射后 45 分钟或 60 分钟开始扫描 10 分钟。其余图像采集同 ^{18}F-florbetapir PET 显像。

3. FDG PET 图像结果的解读(视觉判读)

(1)FDG PET 图像阅读主要流程:正常葡萄糖代谢表现出相对高代谢的脑区主要包括前额叶外侧皮质、后扣带回皮质和楔前叶、尾状体、壳核、丘脑、颞叶初级听觉皮质和枕叶初级视皮质;大脑白质、脑脊液等表现为相对低代谢。在报告解读过程中,正确地脑区定位、合适地色阶选择是保证 FDG PET 显像可靠性和可重复性的先决条件。图像显示色阶推荐采用光谱色阶,并建议在此色阶下,将大脑皮质与基底节调整为红色,白质为绿色,脑脊液为深蓝色。横断位阅片时应按照自下而上的顺序,从作为内部参考的小脑层面开始,随后依次观察大脑颞叶、顶叶、楔前叶及扣带回。

(2)健康人的 FDG PET 表现(图 4-5-8A):健康人的大脑皮质、小脑皮质和中央灰质对 FDG 的摄取较高,因为灰质密度与葡萄糖代谢之间存在明显的相关性。在大脑皮质,枕叶、后扣带回和楔前叶的浓聚尤其多。FDG 在纹状体和丘脑的浓聚与在大脑皮质的浓聚相当。

(3)AD 的典型 FDG PET 表现:包括颞顶联合皮质、后扣带回和楔前叶的低代谢(图 4-5-8B)。在许多病例中,额叶皮质的低代谢在进展期变得明显;在初级感觉运动皮质、初级视皮质、基底核和丘脑中的浓聚即使在疾病进展阶段也基本保持不变。

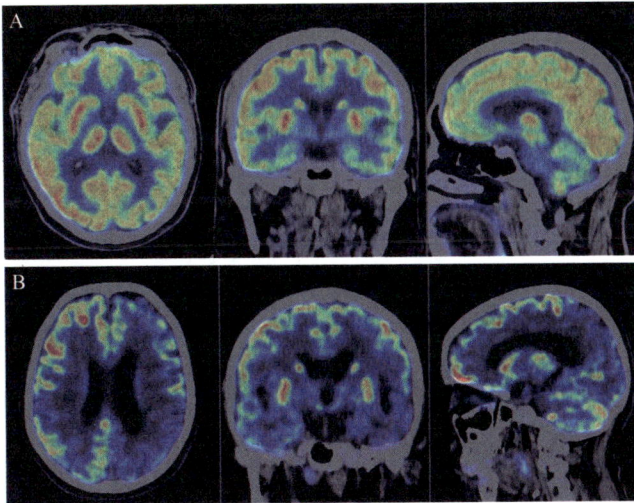

图 4-5-8 ^{18}F-FDG PET 图像示例

A. 健康人的 ^{18}F-FDG PET 图像,正常脑 FDG 代谢表现出相对高代谢的脑区主要包括前额叶外侧皮质、后扣带回皮质和楔前叶、尾状体、壳核、丘脑、颞叶初级听觉皮质和枕叶初级视皮质;大脑白质、脑脊液等表现为相对低代谢。B. AD 患者 ^{18}F-FDG PET 图像(男性,72 岁,MMSE 18 分)。双侧额叶、双侧顶叶、双侧颞叶及后扣带回 FDG 代谢明显减低。

4. 其他注意事项 在进行 PET 扫描时应该注意药物的质量控制,这是保证图像质量的关键。以 ^{18}F-florbetapir 为例,主要的药物质量控制内容有以下几条:溶液应为无色透明;滤膜完整性检测压力 > 345kPa;酸碱值(pH)5 ~ 8;放射化学纯度(简称放化纯度) > 90%;核素半衰期为 105 ~ 115 分钟;对于核素纯度,能谱图中除 0.511MeV 和 1.022MeV 外,应无其他峰出现;氨基聚醚 K2.2.2 残留 ≤ 50mg/L、乙腈残留 ≤ 0.041%、二甲基亚砜残留 ≤ 0.05%;乙醇浓度 < 10%;比活度 ≥ 100MBq/μg;内毒素和无菌检查合格(符合药典规定)。制剂检测合格后,根据实际需求独立分装显像剂溶液于注射器内并记录放射性活度,进行相应的放射防护和转运。

四、其他影像学检查

1. 功能性近红外光谱技术（functional near-infrared spectroscopy，fNIRS）可以测定脑区氧合血红蛋白及脱氧血红蛋白含量，从而反映不同脑区神经元活动情况，通过分析血氧信号变化及脑网络连接等方法，提取出有效的度量参数，用来评估认知障碍。fNIRS 具有便携、操作简单、使用成本低、抗干扰性强、兼容性好等优势，可实现多种自然场景下患者脑功能的快速检查。现有研究提示 fNIRS 有潜力作为 MCI 和 AD 的潜在早期诊断工具，以及有助于对 AD 不同阶段进行诊断，但目前多用于临床研究。

2. 经颅超声（transcranial sonography，TCS） 探测到的第三脑室增宽与所有认知域功能下降相关，能够区分帕金森病痴呆（PDD）患者和没有痴呆的帕金森病（PD）患者，但目前尚不推荐用于临床诊断。

3. 相位对比脑脊液电影 MRI（phase-contrast cine-MRI，PC cine-MRI） 是用相位对比序列以非侵入性的方式动态记录脑脊液在脑室和脑池中的流动，从而测量中脑导水管、桥前池等不同层面的脑脊液流速和每搏输出量。PC cine-MRI 提示的脑室流量增加被认为是正常压力脑积水的支持性诊断依据，同时可能用于预测分流手术的疗效。但该技术在认知障碍的应用尚且处于研究阶段，尚未广泛应用于临床。

4. 弥散张量成像 脑类淋巴系统是指脑脊液沿动脉周围间隙流入脑实质，随后脑脊液与间质液进行物质交换，以整体流的形式运输至静脉周围血管间隙，经由脑膜淋巴管至颅外颈深淋巴结，从而清除中枢神经系统可溶性 Aβ、tau 蛋白、能量代谢产物乳酸等。近年来，沿血管周围间隙弥散张量成像被广泛用于评估脑类淋巴系统功能，已在 AD、FTD、NPH 等多种认知障碍相关疾病中开展了系列研究，目前尚未用于临床。

（王　刚　管一晖　谢芳　高超）

第六节　电生理检查

电生理检查(以脑电图为核心)是一项动态监测神经功能障碍的关键技术，

在认知障碍的病因鉴别、早期识别和病程管理中展现了不可替代的临床价值。对于神经变性疾病(如阿尔茨海默病、路易体痴呆、额颞叶痴呆、帕金森病痴呆)、感染性疾病(如神经梅毒、HIV 相关神经认知障碍)及朊蛋白病(如克 - 雅病)等多种病因所致的认知损害,脑电图通过捕捉特征性电活动模式(如弥漫性慢波、周期性尖慢复合波等),可为鉴别诊断、亚型分层、预后评估和治疗反馈提供可靠而客观的依据。

一、阿尔茨海默病

(一)疾病概述

阿尔茨海默病(Alzheimer disease,AD)是痴呆最常见的类型。Aβ 与 tau 蛋白的异常沉积是 AD 的病理特征。这些蛋白不仅直接损害突触结构与功能,还通过引发神经炎症和神经退行性病变进一步产生影响,导致神经电活动的改变。在鉴别正常老化与 AD、不同类型的痴呆时,可考虑进行脑电图检查。

(二)脑电图表现

1. 弥漫性背景活动异常　AD 患者的脑电图常显示背景活动的广泛性异常,局灶性改变(如单侧或区域性活动异常)较为罕见。

2. 异常程度与认知障碍严重程度相关　在病程早期且症状轻微时,脑电图可能正常或仅显示枕叶 α 节律减慢(8 ~ 9Hz)、调节不良或弥漫性 α 波。随着病程进展,枕叶的 α 节律进一步减慢,额颞区则表现为弥漫性低 - 中波幅的 θ 活动主导,同时不规则的 δ 活动增多,最终可能出现广泛性慢波活动。

3. 癫痫样放电　约17% 的 AD 患者可能出现这一现象。在部分重度痴呆患者中,弥漫性 δ 节律背景上可见前头部或后头部的三相波发放,其表现与克 - 雅病相似,但通常不如克 - 雅病规律且持续。在重度 AD 患者中,完全正常的脑电图表现较罕见,这一特征有助于与假性痴呆相鉴别,后者通常正常或仅轻度异常。因此,脑电图检查在 AD 的诊断和病情监测中具有重要价值。

二、路易体痴呆

(一)疾病概述

路易体痴呆(dementia with Lewy body,DLB)是仅次于 AD 的第二常见神

经变性疾病所致的痴呆，其核心特征包括波动性认知障碍、反复生动的幻视、帕金森样运动症状、快速眼动睡眠行为障碍（RBD）。病理特征为大脑皮质及脑干广泛分布的 α 突触核蛋白包涵体，伴胆碱能系统显著退化。脑电图与多导睡眠图检查可提高疾病诊断准确性。

（二）脑电图表现

1. 后头部节律异常　后头部 α 节律显著减慢（频率 < 8Hz）或缺失，代之以 θ 或 δ 慢波活动。而 AD 患者往往保留 α 节律，慢波主要位于颞叶，该特征可用于 DLB 与 AD 的鉴别。

2. 广泛慢波活动　DLB 脑电图慢波以前头部 θ 频段活动显著弥漫性增多为主要特征，δ 波的广泛出现则多见于晚期或快速进展病例。前头部 θ 波功率增加与幻视、注意力波动等临床症状密切相关。

3. 癫痫样放电　少部分（5% ~ 10%）DLB 患者可能出现额颞区尖波或棘波放电，这种现象在伴有 Aβ 阳性或皮质路易体沉积更广泛的病例（病理分级 ≥ Ⅲ级）中发生概率可能升高。癫痫样放电出现时，需仔细鉴别是否伴随临床癫痫发作。

4. 短暂性颞叶慢波暴发　部分 DLB 患者脑电图上可观察到短暂性（0.5 ~ 4 秒）局灶性 θ 波或 δ 波暴发，多位于颞叶。这一特征可能反映局部脑区功能异常，是 DLB 患者脑功能波动的神经电生理标志之一。

（三）多导睡眠图表现（RBD 诊断标准）

1. REM 期肌张力失弛缓，下颌或肢体肌电活动持续或间歇性增高。
2. 梦境演绎行为，如喊叫、肢体挥舞（需视频同步记录）。

三、额颞叶痴呆

（一）疾病概述

额颞叶痴呆（frontotemporal dementia，FTD）是一组以额叶和颞叶进行性萎缩为特征的神经变性疾病，占早发型痴呆的 20% ~ 50%。其核心病理机制为神经元内异常蛋白沉积（tau 蛋白、TDP-43 或 FUS 蛋白），导致额颞叶神经环路破坏，表现为行为、语言或执行功能损害。与 AD 不同，FTD 患者早期记忆障碍不明显，但人格改变、社交行为异常或语言功能障碍更为突出。确诊

FTD,需结合影像学及生物标志物。脑电图检查在 FTD 中主要用于辅助鉴别其他类型痴呆或排除癫痫等共病。

(二)脑电图表现

1. 背景活动相对保留 FTD 患者 α 节律在早期和中期保持正常,后头部优势明确;晚期或特定亚型(如语义性痴呆)可能出现轻度减慢,但仍区别于 AD 的广泛 α 节律减慢。

2. 局限性额颞区 θ 波增多 这是 FTD 的特征性表现,与额颞叶萎缩区域一致。前头部 θ 功率增高与行为脱抑制、执行功能障碍显著相关,可作为病情进展的量化指标。

3. 癫痫样放电较少 5%～10% 的 FTD 患者出现额叶局灶性尖波/棘波,多见于额颞叶痴呆-肌萎缩侧索硬化(FTD-ALS)、*MAPT* 突变型及 TDP-43-C 型亚群。此类放电通常无发作期演变模式,且缺乏癫痫临床发作史,需与额叶癫痫严格鉴别。

四、帕金森病痴呆

(一)疾病概述

帕金森病痴呆(Parkinson disease dementia,PDD)是帕金森病中晚期常见的认知障碍,表现为执行功能障碍、注意力下降、视空间障碍及记忆受损。其病理基础为 α 突触核蛋白异常沉积、胆碱能神经元退化及多巴胺-胆碱能系统失衡。脑电图有助于鉴别诊断(尤其是与 DLB 区分)、排除继发性认知障碍,并可用于病情评估与随访监测。

(二)脑电图表现

1. 背景节律改变 PDD 患者脑电图典型表现为后头部 α 节律轻度减慢(8～9Hz),伴枕区优势减少和额颞区 α 活动相对增加。同时出现弥漫性 θ 波增多,以前额部显著,与执行功能障碍密切相关。晚期患者可见弥漫分布于额顶叶区的 δ 波,提示皮质-皮质下网络广泛受损,但此改变并非 PDD 所特异。

2. 局灶性异常 PDD 患者额叶 θ 波功率显著升高,与 DLB 患者后头部 θ 活动增高形成对比。部分患者可见额叶间歇性节律性 δ 活动,可能反映注意力波动。此外,颞叶 θ 波增加可能与语言功能下降相关。

(三)多导睡眠图表现(RBD 诊断标准)

1. REM 期肌张力失弛缓,下颌或肢体肌电活动持续或间歇性增高。

2. 梦境演绎行为,如喊叫、肢体挥舞(需视频同步记录)。

五、克 - 雅病

(一)疾病概述

克 - 雅病(Creutzfeldt-Jakob disease,CJD)由异常折叠的朊蛋白在中枢神经系统异常沉积引起,病理特征为脑组织海绵状空泡变性。临床以快速进展性痴呆为典型表现(病程数月至 1 年),常伴随肌阵挛、精神症状、小脑共济失调、视觉障碍及锥体束征等神经功能异常。脑电图中典型周期性尖慢复合波(periodic sharp wave complexes,PSWC)对诊断具有重要辅助价值。

(二)脑电图表现

1. **早期(发病后 2 ~ 8 周)** 背景节律弥漫性减慢,α 节律逐渐衰减或消失,θ 和 δ 波活动显著增多,缺乏特异性。

2. **病程中晚期(8 ~ 12 周)** 60% ~ 80% 的散发型 CJD 患者在这一阶段出现典型 PSWC,表现为间隔 0.5 ~ 1.5 秒的周期性放电(典型散发型 CJD 以 0.6 ~ 1.0 秒为主,变异率 ≤ 20%),波形为广泛分布的高幅双相或三相尖慢波,每次发作持续 ≥ 1 分钟,额颞区波幅最高。遗传型及变异型 CJD 的 PSWC 出现率明显较低(通常 < 40%)。

3. **终末期(> 3 个月)** 背景活动广泛显著降低(< 20μV),PSWC 逐渐片段化或消失,提示严重皮质功能衰竭。

六、神经梅毒

(一)疾病概述

神经梅毒由梅毒螺旋体侵犯中枢神经系统引起,临床表现多样。病变累及脑实质(如麻痹性痴呆)或脑膜(如梅毒性脑膜炎)时,常表现为注意力下降、记忆减退及行为精神异常等认知障碍。诊断需结合血清学与脑脊液检查。脑电图虽非诊断依据,但可辅助评估脑功能受损程度、鉴别癫痫等其他神经疾病,并用于病情随访监测。

(二)脑电图表现

1. 轻度异常　背景 α 节律轻度减慢或泛化减弱,顶枕区低至中幅 θ 波增多,提示脑功能轻度损害,多伴注意力下降或轻度记忆障碍。

2. 中度异常　脑电图以广泛 θ 波明显增多为主,伴散在中至高幅 δ 波,可偶见局灶或弥漫尖波 / 棘波(提示癫痫风险),临床常伴定向力障碍、幻觉或行为精神异常。

3. 重度异常　以广泛 δ 波为主的显著慢化(提示严重脑功能受损),或周期性放电、棘慢波复合波等痫样放电出现,反映广泛皮质及白质受损。局灶性持续 δ 波需警惕脑膜血管性梅毒导致的局部脑缺血或梗死。

七、HIV 相关神经认知障碍

(一)疾病概述

由人类免疫缺陷病毒(human immunodeficiency virus,HIV)直接感染中枢神经系统引起的认知障碍统称为 HIV 相关神经认知障碍。当患者出现非特异性神经症状(如注意力不集中、执行功能障碍、记忆力减退等)且排除机会性感染、代谢性脑病或药物毒性等混杂因素后,脑电图检查可作为辅助工具,结合脑脊液检测(如 HIV RNA 载量)及神经心理评估,为脑功能状态提供参考依据。

(二)脑电图表现

1. 认知正常　背景以 9 ~ 11Hz α 节律为主,调幅良好,前头部可见生理性 β 活动。

2. 轻度异常　α 节律减慢至 8 ~ 9.5Hz(主频下降 > 1Hz),枕区波幅降低;额颞区 θ 波增多(占比 > 15%),与注意、执行功能下降相关。

3. 中度异常　α 节律解体(片段化活动占比 > 50%)或减慢至 7.5 ~ 8.5Hz;弥漫性 θ 波增多(占比 > 25%)伴散在 δ 波(占比 > 5%),认知功能进一步下降。

4. 重度异常　背景以 δ 波为主(占比 > 60%),额中央区波幅最高;枕区残留 α 波。20% ~ 25% 病例出现额颞区尖慢波或额区节律性 δ 活动,提示皮质基底节环路损伤。

八、副肿瘤综合征与脑炎

(一)疾病概述

抗 N-甲基-D-天冬氨酸受体(NMDAR)脑炎是一种自身免疫性脑炎,30% ~ 60% 女性患者与卵巢畸胎瘤相关(副肿瘤型),其余为非副肿瘤型。典型表现为行为精神异常、认知障碍及复杂运动障碍,70% ~ 80% 伴癫痫发作。脑电图异常率高达 80% ~ 90%,在早期(MRI 阴性或仅轻微脑膜强化时)联合脑脊液抗 NMDAR 抗体检测可明确诊断。

(二)脑电图表现

1. 弥漫性慢波活动 θ 波和 δ 波慢波弥漫性增多,额颞区波幅最高,慢化程度与意识水平改变相关。

2. 癫痫样放电 30% ~ 50% 患者出现局灶性/广泛性棘波或棘慢波复合波,其中 50% 伴临床发作;额颞区放电者更易进展为癫痫持续状态。

3. 极度 δ 刷 δ 波上叠加 β 或 α 节律(12 ~ 20Hz)形成"刷状"波形,见于 30% ~ 60% 重症患者。其持续存在提示预后不良,免疫治疗后 δ 刷频率减少 > 50% 常早于临床症状改善 1 ~ 2 周。

九、代谢性脑病

(一)低血糖脑病

1. 疾病概述 葡萄糖是脑组织唯一能量来源,其糖原储备仅能维持 5 ~ 10 分钟代谢需求。急性低血糖(血糖 < 2.8mmol/L 持续 60 分钟或 < 1.5mmol/L 持续 15 分钟)可致神经元不可逆损伤。反复发作(≥ 3 次/月)导致海马及皮质神经元选择性坏死,临床表现为情景记忆障碍、前额叶相关的激越/淡漠及复杂部分性癫痫发作。脑电图通过慢波活动与癫痫样放电特征评估损伤程度及可逆性。

2. 脑电图表现

(1)背景活动异常:血糖 < 1.5mmol/L 时,α 节律减弱(枕区尤为显著),θ 波或 δ 波弥漫性增多;严重时可出现暴发抑制模式(高波幅尖慢波与抑制期交替)或电静息,提示丘脑-皮质网络失同步。

(2)癫痫样放电:约 30% 患者出现癫痫发作,约 60% 起源于颞区(复杂部分性发作为主),可见颞区棘波 / 棘慢波。放电在血糖纠正后 6 小时内消失者提示可逆性损伤,残留 > 24 小时者海马硬化风险增加。

(3)动态演变特征:血糖恢复后 1 ~ 2 小时慢波开始改善,完全逆转需 6 ~ 12 小时。局灶性 δ 活动持续 > 48 小时者,可合并海马损伤,预后不良。

(4)慢性反复低血糖表现:α 节律减慢至 8 ~ 9Hz,θ/δ 功率比增高。长期反复低血糖可见广泛性棘慢波,与认知衰退速率相关。

(二)肝性脑病

1. 疾病概述　肝性脑病是由肝硬化患者肝功能失代偿引发的代谢性脑病,其核心机制为血氨等神经毒素蓄积所导致的脑功能障碍。临床表现按 West-Haven 标准分为四期:Ⅰ 期(注意力下降、计算力减退)、Ⅱ 期(定向障碍、行为异常)、Ⅲ 期(嗜睡但可唤醒)至 Ⅳ 期(昏迷)。脑电图异常早于临床症状出现,脑电图是早期识别隐匿型肝性脑病及评估病情分期的重要工具。

2. 脑电图表现

(1)早期 / 轻度异常:α 节律从肝硬化代偿期的 9 ~ 10Hz 减慢至 7 ~ 8Hz(波幅降低 10% ~ 20%),背景节律调幅指数 < 0.3。此阶段脑电图改变对识别亚临床肝性脑病具有重要价值。

(2)进展期 / 中度异常:θ 波占比 > 40%(额中央区为主),血氨 > 90μmol/L 时出现散在 δ 波。背景节律片段化,与注意执行功能下降相关。

(3)晚期 / 重度异常:弥漫性 δ 波占主导(> 60%,额中央区为主),枕区残留 θ 活动。30% ~ 50% 患者出现三相波(额中央区分布)。昏迷患者可见暴发抑制模式。

十、药物相关认知障碍

(一)疾病概述

苯二氮䓬类药物(如地西泮、氯硝西泮)通过增强中枢神经系统 GABA 能抑制作用发挥镇静效果。然而长期(超过 4 周)或超剂量使用(如地西泮 > 10mg/d)可引起记忆、注意等认知功能的下降,尤其是在老年(> 65 岁)人群风险更高。脑电图能够量化药物对中枢神经抑制程度的影响,是辅助诊断及疗效监测的重要工具。

(二)脑电图表现

1. 广泛性 β 活动增强　苯二氮䓬类药物可诱发 18 ～ 30Hz β 节律(波幅 15 ～ 30μV),前额区呈纺锤样发放(每簇 0.5 ～ 2 秒),反映 GABA-A 受体激活导致的丘脑 - 皮质网络同步化增强。此类 β 活动与癫痫性快节律(> 30Hz)的差异在于波形规则且无棘波成分。

2. α 活动抑制与慢波化　药物使用后枕区 α 波幅下降 30% ～ 50%,出现率 < 20%,与注意执行功能损害相关。θ 波占比 > 25% 与海马损害相关,可能进展为不可逆认知损害。

3. 药物持续效应与预后监测　停药后脑电图上 β 活动增强的现象可持续约 14 天,肝药酶 CYP3A4 慢代谢患者可延长至约 28 天。脑电图完全恢复的标准为 α 波幅恢复至基线水平的 ±10% 范围内且 θ 波占比降至 15% 以下。如出现暴发抑制模式,则提示药物过量或合并药物中毒情况,需紧急干预。

(王治斌)

第七节　基因检测

一、基因检测知情同意

在对认知障碍患者进行基因检测前,需要先进行知情同意。即使检测是诊断性的而非预测性的,也需要在患者知情同意的情况下对其提供详细的告知。当患者出现认知功能损害时,获得知情同意会十分困难,应尽可能考虑患者最大利益,与患者家属进行讨论,以确定患者在病情恶化前对基因检测的意愿。其他需要考虑的因素包括患者是否具有理解检测结果的认知能力,以及知晓检测的结果是否会导致病情加重,因为部分患者可能存在焦虑或精神症状。

基因检测优缺点如下:

1. 优点

(1)提供近乎确定的诊断结果,实现疾病的充分监测。

(2)基因确诊后,进一步的诊断性检查可以不再需要。

(3)基因确诊后,可启动对症治疗,无效的治疗可以停用。

(4)优化生殖策略,如体外受精胚胎植入前基因诊断或妊娠期侵入性基因检测。

(5)为临床试验的开展或获得针对性治疗提供机会。

2. 缺点

(1)可能造成社会心理障碍。

(2)可能导致社交关系破裂。

(3)致病基因突变的识别会影响就业和保险。

(4)鉴定出意义不确定的变异基因时,既不能排除遗传病,也不能对亲属进行预测性检测。

二、基因检测应用场景

1. 诊断性检测　目的在于提供明确诊断的证据,用于患者,精准的诊断可引导适宜的治疗。

适应证:对于有神经变性疾病家族史的患者,基因检测的决策可建立在改良 Goldman 评分的基础上。该评分根据患病或曾患病的亲属人数对家族史进行分层。

(1)如先证者的临床综合征和家族史相符,具有常染色体显性遗传模式,两代中至少有 3 人受影响,并为一级亲属关系,改良 Goldman 评分为 1 分。

(2)如家族中有 ≥ 3 人受影响,但不符合评分为 1 分的标准,改良 Goldman 评分为 2 分。

(3)如存在另一个受影响的亲属,根据其发病年龄进行评分。如发病年龄为 < 65 岁,改良 Goldman 评分为 3 分;若发病年龄 > 65 岁,改良 Goldman 评分为 3.5 分。

(4)如家族中除了先证者,没有神经变性疾病家族史,改良 Goldman 评分为 4 分。

2. 预测性检测　目的在于为症状前期状态提供风险评估,用于产前生殖的选择决定,或成人风险评估。获益是在症状前期状态进行干预可能推迟发病。

3. 症状前期检测　寻找完全外显的基因变异(意味着携带这个变异就会导致疾病发生),用于家族性疾病中,成年人在进行遗传咨询后选择检测。目的在于为人生规划受到影响的个体提供预后信息,检测结果阴性可能会给个人带来宽慰,而阳性结果可能会给个人带来焦虑或受排斥情况。

三、基因检测结果判读

检测到基因变异后,可应用美国医学遗传学与基因组学学会/分子病理学协会(American College of Medical Genetics and Genomics-Association for Molecular Pathology,ACMG-AMP)指南进行分析,该指南旨在结合多个证据对变异进行准确分类。每项证据本身都可根据其可靠性水平和是否表明致病性进行分类。对变异进行分类时需要依据所有可用证据的总和。例如,一个变异只有在至少两项强有力证据表明其致病性时才能被归为致病。如果没有满足标准或证据是矛盾的,那么该变异应被归为意义未明。这种复杂性意味着需要包括临床医师和遗传学家在内的多学科团队对变异进行分类。

1. 变异为致病性的证据

(1)变异基因编码的氨基酸改变,先前已被确定为有害。

(2)这种变异在人口数据库中不存在或十分少见。

(3)变异在突变热点区域。

(4)两个或更多独立的计算机预测模型表明这种变异是有害的。

2. 变异是良性的证据

(1)这种变异在人口数据库中很常见。

(2)先前研究已经表明这种变异是良性的。

(3)等位基因频率在普通人群中比预期的要高,不足以成为罕见疾病的完全外显的原因。

四、基因检测流程

认知障碍患者的遗传可能性可以根据临床表现、发病年龄和家族史(即改良Goldman 评分)进行分层评估。建议所有存在明确家族史或早发型 AD(< 60 岁;后部皮质萎缩除外,该病被认为与经典的 AD 致病基因无相关性)患者,所有行为变异型额颞叶痴呆(bvFTD)、额颞叶痴呆 - 肌萎缩侧索硬化(FTD-ALS)患者,以及所有存在明确家族史的原发性进行性失语或皮质基底节综合征的患者进

行基因检测。亨廷顿病患者或朊蛋白病表型患者应先进行疾病相关的单基因检测,如果检测结果是阴性的且患者的改良 Goldman 评分 < 3 分,应进行全外显子组测序或全基因组测序。不符合上述标准但发病年龄在 60 ~ 65 岁的 AD 患者或有早老性痴呆家族史的 AD 患者应考虑进行基因检测,但可能需要参考其他因素如有限的家族史信息或家族中所指向的疾病信息不全。发病年龄 > 65 岁且无家族史的 AD 患者、无明确家族史(改良 Goldman 评分 3 ~ 4 分)的 PPA 患者、非典型帕金森综合征的患者一般不建议进行基因检测(图 4-7-1)。

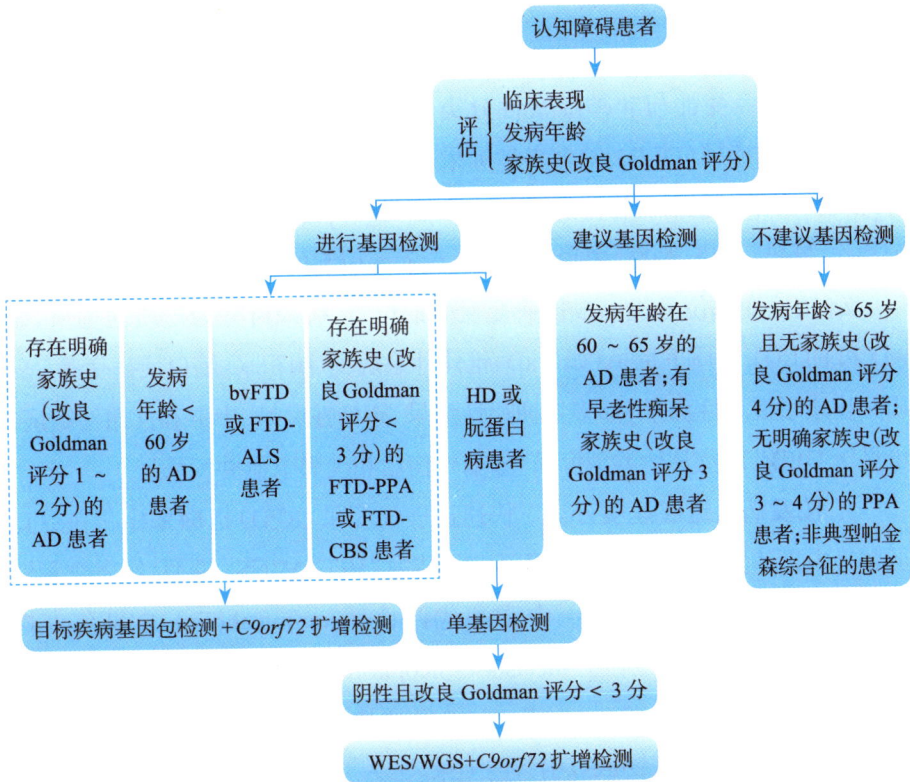

AD. 阿尔茨海默病;bvFTD. 行为变异型额颞叶痴呆;FTD-ALS. 额颞叶痴呆 - 肌萎缩侧索硬化;HD. 亨廷顿病;PPA. 原发性进行性失语;CBS. 皮质基底节综合征;WES. 全外显子组测序;WGS. 全基因组测序。

图 4-7-1 认知障碍患者基因检测流程图

(贺 电)

第八节　诊断标准和鉴别诊断

　　认知障碍是一个广泛的术语,它涵盖了从轻度认知障碍到痴呆认知功能损害的不同程度。痴呆是一种以获得性认知功能损害为核心,并导致患者日常生活活动能力、学习能力、工作能力和社会交往能力明显减退的综合征。认知障碍的诊断和鉴别诊断需要根据病史、全身及神经系统体格检查、神经心理评估、实验室和影像学检查结果综合分析。

一、认知障碍分类

　　1. 按神经变性与非神经变性分类　神经变性痴呆包括阿尔茨海默病(AD)、路易体痴呆(DLB)、帕金森病痴呆(PDD)和额颞叶变性(FTLD)等。非神经变性痴呆则包括血管性痴呆(VaD)、正常压力脑积水,以及其他疾病如颅脑损伤、感染、免疫、肿瘤、中毒和代谢性疾病等引起的痴呆。

　　2. 按病变部位分类　根据病变发生的位置,痴呆可分为皮质性痴呆(如AD和FTLD)、皮质下痴呆(如 VaD、锥体外系病变、脑积水、脑白质病变等)、皮质和皮质下混合性痴呆(如多发梗死性痴呆、感染性痴呆、中毒和代谢性脑病,也见于 DLB),以及其他类型痴呆(如脑外伤后和硬膜下血肿痴呆)。

　　3. 按发病及进展速度分类　快速进展性痴呆(RPD)指痴呆症状在数日至数月内迅速发展。RPD 的病因可以归结为"VITAMINS"模型,代表血管性(vascular)、感染性(infectious)、中毒和代谢性(toxic-metabolic)、自身免疫性(autoimmune)、转移癌/肿瘤(metastases/neoplasm)、医源性/先天性代谢缺陷(iatrogenic/inborn error of metabolism)、神经变性(neural degeneration)以及系统性/癫痫(systemic/seizures)引起的痴呆。

二、诊断标准

(一)痴呆

　　目前国际上有两个主要的疾病分类系统:①世界卫生组织的国际疾病分类(International Classification of Disease,ICD)-10(表4-8-1);②美国精神病学会的《精神障碍诊断与统计手册》(第4版)(*Diagnostic and Statistical Manual of Mental Disorders-4th edition*, DSM-Ⅳ)。

两个系统关于痴呆的诊断标准均要求以下 4 点：①记忆力减退；②其他认知能力减退；③认知衰退足以影响社会功能；④排除意识障碍、谵妄等导致的上述症状。

2013 年发布的《精神障碍诊断与统计手册》(第 5 版)(DSM-5)将痴呆和轻度认知障碍分别重命名为重度神经认知障碍(major neurocognitive disorder)和轻度神经认知障碍(minor neurocognitive disorder)(表 4-8-2)。同时重度神经认知障碍的诊断只需一个或多个认知域的损害，而不再要求两个或两个以上认知域的损害。

表 4-8-1　ICD-10 痴呆诊断标准(1992)

1. 痴呆的证据及严重程度

(1)学习新事物发生障碍，严重者对以往的事情回忆有障碍，损害的部分可以是词语或非词语部分。不仅根据患者的主诉，而且通过客观检查作出上述障碍的评价。根据下列标准分为轻、中和重度损害

1)轻度：记忆障碍涉及日常生活，但仍能独立生活，主要影响近期记忆，而远期记忆可以受或不受影响

2)中度：较严重的记忆障碍，已影响到患者的独立生活，可伴有括约肌障碍

3)重度：严重的记忆障碍，完全需他人照顾，有明显的括约肌障碍

(2)通过病史及神经心理测验证实智能减退，思维和判断受到影响

1)轻度：智能障碍影响到患者的日常生活，但患者仍能独立生活，完成复杂任务有明显障碍

2)中度：智能障碍影响到患者的独立生活能力，需他人照顾。对任何事物完全缺乏兴趣。

3)重度：完全依赖他人照顾

2. 上述功能障碍不只出现在意识障碍或谵妄时期

3. 可伴有情感、社会行为和主动性障碍

4. 临床诊断出现记忆和 / 或智能障碍至少持续 6 个月。出现下述皮质损害体征时更支持诊断，如失语、失认、失用。影像学出现相应改变，包括计算机断层扫描(CT)、磁共振成像(MRI)、单光子发射计算机断层成像(SPECT)和正电子发射断层成像(PET)等

表 4-8-2　DSM-5 神经认知障碍(痴呆)诊断标准(2013)

1. 重度神经认知障碍诊断标准

(1)根据以下两项证据,一项或多项认知范畴(复杂注意力、执行功能、学习和记忆、语言、知觉 - 动作或社交认知)比先前的表现显著降低

1)个体、知情者或临床专家,知悉其认知功能显著降低

2)最好由标准化神经心理测验或缺乏前述检测时另一量化的临床评估确定认知表现显著减损

(2)认知缺损影响到日常活动独立进行(指至少复杂工具性日常生活活动需要协助,例如付账单或吃药)

(3)认知缺损并非只出现于谵妄情境

(4)认知缺损无法用另一精神疾病(例如抑郁、精神分裂症)做更好的解释

2. 轻度神经认知障碍诊断标准

(1)根据以下两项证据,一项或多项认知范畴(复杂注意力、执行功能、学习和记忆、语言、知觉 - 动作或社交认知)比以前的认知表现些许降低

1)个体、知情者或临床专家,知悉认知功能轻度降低

2)最好由标准化神经心理测验或另一量化的临床评估显示认知表现些许减损

(2)认知缺损不干扰日常活动独立进行(指可以执行复杂工具性日常生活活动,像是付账单或是吃药,但可能需要更费力,采用补偿策略或协调)

(3)认知缺损并非只出现于谵妄情境

(4)认知缺损无法用另一精神疾病(例如抑郁、精神分裂症)做更好的解释

注:DSM-5,《精神障碍诊断与统计手册》(第 5 版)。

(二)轻度认知障碍

轻度认知障碍(MCI)是指记忆力或其他认知功能进行性减退,但不影响日常生活活动能力,且未达到痴呆诊断标准的一种介于正常老化和痴呆之间的临床状态。MCI 患者能主观感受到认知功能下降,并且存在一个或多个认知域损害的客观证据。

2018 年,《2018 中国痴呆与认知障碍诊治指南》发布 MCI 的诊断标准(表4-8-3)。

表 4-8-3　轻度认知障碍(MCI)的诊断标准(2018)

A. 患者或知情者报告,或有经验的临床医师发现认知损害
B. 存在 1 个或多个认知域损害的客观证据(神经心理评估),其中情景记忆损害最为常见
C. 复杂的工具性日常生活活动能力可以有轻微的损害,但保持独立的日常生活活动能力
D. 尚未达到痴呆的诊断标准

注:以上标准为 MCI 的一般性标准,实际操作中还未形成统一标准,且不同病因导致的 MCI 的具体诊断标准也不同,临床需要灵活使用。

(三)阿尔茨海默病

阿尔茨海默病(AD)的诊断标准在过去的 40 年中多次修订,每次修订都是基于对 AD 发病机制和病理生理特点理解的加深。

第一个国际公认的 AD 诊断标准是 1984 年发表于 *Neurology* 杂志的 NINCDS-ADRDA 标准(附录)。

2000 年更新的美国《精神障碍诊断与统计手册》修订第 5 版(DSM-5-R)标准也广为使用。

2007 年国际工作组织(International Working Group,IWG)在《柳叶刀神经病学》发表了新的 AD 诊断标准,此标准后来被称为 IWG-1 诊断标准(附录)。新标准打破了既往 AD 排除性诊断模式,通过神经心理特征结合生物标志物的方法,实现 AD 的主动识别诊断。IWG-1 诊断标准首次将生物标志物纳入 AD 诊断,并提出 AD 是一个连续的过程,把 MCI 阶段也归入 AD 的诊断。特别强调了情景记忆损害是 AD 的核心特征。

2011 年 NIA 和阿尔茨海默病协会(AA)对 NINCDS-ADRDA 诊断标准进行了更新,即 NIA-AA 诊断标准(表 4-8-4)。NIA-AA 将 AD 分为了 3 个阶段,即 AD 临床前阶段、AD 源性轻度认知障碍和 AD 痴呆阶段。

2014 年 IWG 再次对 AD 的诊断标准进行了修订,即 IWG-2 诊断标准(典型 AD 诊断标准、非典型 AD 诊断标准详见附录)。本次修订的重点是对 AD 生物标志物的效力进行了重新评估,提出 $A\beta_{42}$ 不能单独作为诊断标记志物,必须与 T-tau 或 P-tau 联合。同时首次将 AD 生物标志物分为诊断标志物和进展标志物。

2018 年 AA 联合 NIA 提出了 ATN 诊断框架。ATN 诊断框架中的生物

标志物包括 Aβ（A）、过度磷酸化的 tau 蛋白（T）和神经退行性病变（N）。该框架使 AD 的临床诊断发展为无症状和有症状阶段都适用的生物学诊断，使临床前诊断成为可能。

2024 年，AA 发布了《修订版阿尔茨海默病诊断和分期标准》（*Revised Criteria for Diagnosis and Staging of Alzheimer Disease: Alzheimer's Association Workgroup*），提出了生物标志物分期和临床分期两套标准（表 4-8-5 ~ 表 4-8-7）。根据认知障碍程度，将 AD 划分为 0 期至 6 期共 7 个临床阶段：0 期，指患者无临床症状也不存在生物标志物异常，但携带有确定使其发展为 AD 的基因的阶段；1 期，患者尚无症状但存在生物标志物异常；2 期，患者存在轻度可检测的认知下降，但日常功能受影响程度很小；3 期，患者出现认知障碍，日常生活活动能力受到影响，大致相当于之前所说的轻度认知障碍阶段；4、5、6 期，分别相当于轻度、中度和重度痴呆阶段。根据异常生物标志物特征，分出 A、B、C 和 D 4 个生物阶段，首次将血液生物标志物纳入生物标志物分类、疾病诊断和分期等条目，这将推动未来大规模地从生物学角度诊断 AD。

目前，推荐使用 2011 年 NIA-AA 诊断标准（表 4-8-4）作为 AD 的临床诊断标准，参考使用《修订版阿尔茨海默病诊断和分期标准》（2024）；推荐使用《修订版阿尔茨海默病诊断和分期标准》（2024）指导 AD 的临床研究和基础科学研究，参考使用 2018 年 ATN 诊断框架。

表 4-8-4　NIA-AA AD 源性痴呆诊断标准（2011）

1. 各种原因痴呆核心临床标准　当有如下认知或行为（神经精神的）症状时即可诊断痴呆
(1)工作能力或日常生活功能受到影响
(2)比以往的功能和表现水平有所下降
(3)无法用谵妄或主要精神障碍解释
(4)通过联合以下两者来检测和诊断患者的认知损害
1)来自患者和知情者的病史采集
2)客观地认知评价：简易精神状态检查或神经心理测验
当常规的病史和简易精神状态检查结果不足以支持形成一个确凿的诊断时，应进行全面的神经心理测验
(5)包括以下至少两个领域的认知或行为损害
1)学习并记住新信息的能力受损。症状包括：重复问题或谈话，乱放个人财物，忘记重要事件或约会，在一个熟悉的路线上迷路等

2)推理能力和处理复杂任务的能力受损,判断力差。症状包括:对安全隐患的理解力差,无法管理财务,决策制定能力弱,无法规划复杂或连续的活动

3)视空间功能受损。症状包括:不能识别面孔或常见物品,尽管有很好的视力仍不能通过直接观察找到物品,不能操作简单的工具,穿衣定向障碍等

4)语言功能受损(说、读、写)。症状包括:说话时找词困难,犹豫不决;语音、拼写或书写错误

5)人格、行为或举动改变。症状包括:异常的情绪波动,如激动不安,动机缺乏,主观努力,淡漠,失去动力,回避社交,对以往活动的兴趣减低,失去同理心,强迫的或强迫观念行为,同社会相悖的行为等

2. 很可能的 AD 痴呆核心临床标准　当患者有以下所述的情况,即可诊断很可能的 AD 痴呆

(1)符合前述的痴呆标准

(2)起病隐袭。症状在数月至数年中逐渐出现,而不是数小时或数日间突然发生

(3)患者主观报告或知情者观察到明确的认知损害的病史

(4)在病史和检查中,起始的和最突出的认知障碍在以下某一范畴中表现明显

1)遗忘表现:这是最常见的 AD 痴呆的综合性表现。障碍应包括学习及回忆最近了解的信息受损。如前所述,至少还有一个其他认知域中有认知障碍的证据

2)非遗忘性表现:①语言表现,最突出的是找词困难,但其他认知域也应该存在障碍。②视空间功能表现,最突出的是空间认知,包括物体失认,面部识别受损,图像组合失认和失读。其他认知域也应该存在障碍。③执行功能障碍,最突出的是推理、判断和解决问题能力受损。其他认知域也应该存在障碍

(5)当有下列证据之一时不应该诊断很可能的 AD 痴呆:①伴确凿的脑血管病,有与认知障碍起病或恶化暂时相关的卒中病史;存在多发或广泛梗死,或严重的白质高信号病灶。②有路易体痴呆的核心特征,与痴呆本身不同。③有行为变异型额颞叶痴呆的显著特征。④有语义变异型原发性进行性失语或非流利变异型原发性进行性失语的显著特征。⑤有另外的同时发生的、活动的神经病学疾病,或非神经病学的医学共病,或有对认知造成重大影响的药物应用证据

3. 可能的 AD 痴呆核心临床标准　有以下所述的任一情况,即可诊断可能的 AD 痴呆

(1)非典型过程:非典型过程符合上述 AD 痴呆核心临床标准的(1)和(4),但认知障碍可呈突然发作,或病史不够详细,或客观认知进行性下降的证据不足

(2)病因混合的表现:满足 AD 痴呆的所有核心临床标准,但具有下列证据。①伴脑血管病,其定义是有与认知障碍起病或恶化短暂相关的卒中病史;存在多发或广泛梗死,或严重的白质高信号病灶。②有路易体痴呆特征,与痴呆本身不同。③有其他神经病学疾病的证据,或非神经病学的医学共病,或有对认知造成重大影响的药物应用证据

注:AD,阿尔茨海默病;NIA-AA,美国国立老化研究所 - 阿尔茨海默病协会。

表 4-8-5　阿尔茨海默病协会（AA）AD 的生物标志物分期 (2024)

分期	初期生物标志物（A）	早期生物标志物（B）	中期生物标志物（C）	晚期生物标志物（D）
PET 分期	Aβ-PET 阳性 $A+T_2-$	tau-PET 内侧颞区局部阳性 $A+T_{2MTL}+$	tau-PET 新皮质中度摄取 $A+T_{2MOD}+$	tau-PET 新皮质高度摄取 $A+T_{2HIGH}+$
核心 1 体液分期	脑脊液 $Aβ_{42}/Aβ_{40}$、$P-tau181/Aβ_{42}$、$T-tau/Aβ_{42}$ 及准确的核心 1 血浆检测能判断个体处于 A 或更高的生物学分期,但目前尚不能区分 AD 的 PET 分期			

注:PET,正电子发射断层成像;Aβ,β 淀粉样蛋白;$A+T_2-$,Aβ-PET 异常、但 tau-PET 无摄取;$A+T_{2MTL}+$,Aβ-PET 异常且 tau-PET 摄取仅限于内侧颞叶区域;$A+T_{2MOD}+$,Aβ-PET 异常且 tau-PET 在新皮质的标准摄取值比值(SUVr)处于中等范围;$A+T_{2HIGH}+$,Aβ-PET 异常且 tau-PET 在新皮质的标准摄取值比值处于高范围;AD,阿尔茨海默病。

表 4-8-6　阿尔茨海默病协会（AA）AD 的临床分期(2024)

临床分期	症状表现
0	无症状期,生物标志物正常,携带致病基因突变
1	无症状期,仅有生物标志物异常
2	过渡期,症状轻微,对日常生活影响很小
3	认知障碍,可独立进行基础性日常生活活动,但影响早期的复杂功能
4	痴呆伴轻度功能障碍
5	痴呆伴中度功能障碍
6	痴呆伴重度功能障碍

注:AD,阿尔茨海默病。

表 4-8-7　阿尔茨海默病协会（AA）AD 综合生物标志物和临床分期(2024)

生物标志物分期	临床分期 0 期	临床分期 1 期	临床分期 2 期	临床分期 3 期	临床分期 4 ~ 6 期
初期（A）	×	1A	2A	3A	4 ~ 6A
早期（B）	×	1B	2B	3B	4 ~ 6B
中期（C）	×	1C	2C	3C	4 ~ 6C
晚期（D）	×	1D	2D	3D	4 ~ 6D

注:AD,阿尔茨海默病。"×"表示不分期。

（四）血管性认知障碍

1993 年，Hachinski 和 Bowler 首次提出了血管性认知障碍（VCI）的概念，包括血管性痴呆（vascular dementia，VaD）、伴血管病变的阿尔茨海默病（Alzheimer disease，AD）和非痴呆型血管性认知障碍（vascular cognitive impairment no dementia，VCIND）等。

2006 年，美国国立神经疾病和卒中研究院 - 加拿大卒中网（National Institute for Neurological Disorders and Stroke and Canadian Stroke Network，NINDS-CSN）和 2011 年美国心脏协会 / 美国卒中协会（American Heart Association/American Stroke Association，AHA/ASA）进一步扩展了 VCI 的定义：指脑血管病变及其危险因素导致的认知损害症状由轻度到重度的一系列综合征。

2014 年，国际血管性行为与认知障碍学会（Society for Vascular Behavioral and Cognitive Disorders，VASCOG）发表声明，提出 VCI 能更全面地描述包含不同严重程度和功能异常类型的综合征。

2018 年，血管损伤认知障碍分类研究共识（guidelines from the vascular impairment of cognition classification consensus study，VICCCS）通过德尔菲法对 VCI 的分类与诊断进行了更清晰、一致的阐述。

2019 年，中国卒中学会血管性认知障碍分会发布了《2019 年中国血管性认知障碍诊治指南》。

2024 年，中国卒中学会血管性认知障碍分会在《2019 年中国血管性认知障碍诊治指南》的基础上，在临床分型、诊断流程、神经心理评估标准、影像学评估标准等方面进行更新和修订，发布了《中国血管性认知障碍诊治指南（2024 版）》，进一步规范了 VCI 的诊断标准（表 4-8-8）。

表 4-8-8　中国血管性认知障碍诊治指南（2024）

1. VCI 的诊断
（1）3 个核心要素（需要同时具备）
1）存在认知相关主诉，且神经心理学测定也存在 1 个或多个认知域受损
2）存在血管性脑损伤的证据：包括血管危险因素、卒中病史、脑血管损伤神经综合征、脑血管损伤的影像学证据，以上各项证据不一定同时具备

3)血管性脑损伤在认知障碍中占主导地位:尤其在合并 AD 病理表现时,应明确血管性脑损伤在认知障碍中的主导作用

(2)临床特征(需要符合下列之一)

1)突发起病,认知障碍的发生在时间上与 1 次或多次脑卒中事件相关,呈阶梯式或波动样进展,且认知障碍在卒中事件后 6 个月以内出现并持续存在 3 个月以上

2)无明确卒中或 TIA 事件,隐匿起病,缓慢进展,受累的认知域主要为信息处理速度、复杂注意力 / 额叶执行功能,伴有以下特征时可作为支持点:①早期出现的步态异常,包括平衡障碍或反复跌倒;②早期出现尿频、尿急或其他不能用泌尿系统疾病解释的症状;③人格或情绪改变,如意志力丧失或抑郁

(3)神经影像学标准(至少具备以下影像学表现之一)

1)1 个大血管脑梗死足以导致 VMCI,而诊断 VaD 往往需要 2 个或多个大血管脑梗死

2)单个广泛的或者关键部位(一般位于丘脑或基底节区)的脑梗死,可能足以诊断为 VaD

3)2 个以上脑干以外的腔隙,1 ~ 2 个关键部位的腔隙,或者 1 ~ 2 个非关键部位的腔隙同时合并广泛的白质高信号

4)广泛或融合的白质高信号

5)关键部位的脑出血,或者 2 个及 2 个以上的脑出血

6)以上形式的组合

2. VCI 的严重程度分型

(1)VMCI:符合 VCI 诊断标准,不影响日常生活的独立性(IADL 或 ADL 能力正常或轻微受损),但是为了保持独立性,需要付出更大的努力或代偿性措施

(2)VaD:符合 VCI 诊断标准,严重程度影响到日常生活的独立性,同时要排除脑卒中相关感觉 / 运动障碍所致的日常生活活动能力受损

3. 排除因素

(1)颅脑 MRI 检查未见异常

(2)存在可以解释认知障碍的其他疾病,且是导致认知障碍的首要原因:包括脑肿瘤、其他神经变性疾病、脱髓鞘性疾病、内科系统性疾病或代谢异常

(3)首次诊断认知障碍前 3 个月内存在明确的中毒史或药物、酒精的滥用 / 依赖

注:VCI,血管性认知障碍;AD,阿尔茨海默病;TIA,短暂性脑缺血发作;VMCI,血管性轻度认知障碍;VaD,血管性痴呆;IADL,工具性日常生活活动;ADL,日常生活活动;MRI,磁共振成像。

(五)额颞叶痴呆

额颞叶痴呆(FTD)(又称额颞叶变性,FTLD)是一组以选择性额叶和 / 或颞叶萎缩为病理学特征,以进行性行为精神异常、执行功能障碍和语言功能损害为主要特征的痴呆综合征。

1892 年阿诺德·皮克描述了一些以额颞叶萎缩为特征的患者,这种疾病随后被称为皮克病。随着研究的深入,研究者开始认识到额颞叶变性疾病不仅

仅是皮克病,包括一系列以额颞叶萎缩为特征的临床综合征。1982年,马塞尔·梅苏拉姆对原发性进行性失语(primary progressive aphasia,PPA)进行了详细描述,这是FTLD的一个亚型。1994年发表的临床诊断标准中统一称为FTD。

1998年修订该标准,将FTD、进行性非流利性失语(progressive non-fluent apasia,PNFA)和语义性痴呆(semantic dementia,SD)统一命名为FTLD。后国际上将FTLD细分行为变异型额颞叶痴呆(bvFTD)、语义变异型PPA(semantic-variant PPA,svPPA)和非流利变异型PPA(non-fluent-variant PPA,nfvPPA)。PPA包括3个变异型:svPPA、nfvPPA和logopenic变异型原发性进行性失语(logopenic variant primary progressive aphasia,lvPPA),lvPPA因其病理更倾向AD样改变而未归类为FTLD。

2014年中华医学会老年医学分会老年神经病学组额颞叶变性专家共识撰写组根据国内外临床研究新进展,结合我国实际情况,提出《额颞叶变性专家共识》。

2022年,中华医学会老年医学分会老年神经病学组发布了《额颞叶变性诊治中国专家共识》,详细阐述了bvFTD、svPPA、nfvPPA和lvPPA的诊断标准(表4-8-9～表4-8-12)。

表4-8-9　bvFTD的诊断标准(2022)

分级	证据
Ⅰ 神经系统退行性病变	必须存在行为和/或认知功能进行性恶化才符合bvFTD的标准
Ⅱ 疑似bvFTD	必须存在以下行为/认知表现(A～F)中的至少3项,且为持续性或复发性,而非单一或罕见事件: A.早期脱抑制行为,至少存在下列症状(A1～A3)中的1个[①]: (A1)不恰当的社会行为;(A2)缺乏礼仪或社会尊严感缺失;(A3)冲动鲁莽或粗心大意 B.早期出现冷漠和/或迟钝[①] C.早期出现缺乏同情/移情,至少存在下列症状(C1～C2)中的1个[①]: (C1)对他人的需求和感觉缺乏反应;(C2)缺乏兴趣、人际关系或个人情感

分级	证据
Ⅱ 疑似 bvFTD	D. 早期出现持续性/强迫性/刻板性行为,至少存在下列症状(D1～D3)中的1个[①]: (D1)简单重复的动作;(D2)复杂强迫性/刻板性行为;(D3)刻板言语 E. 口欲亢进和饮食习惯改变,至少存在下列症状(E1～E3)中的1个: (E1)饮食好恶改变;(E2)饮食过量,烟酒摄入量增加;(E3)异食癖 F. 神经心理表现:执行障碍合并相对较轻的记忆及视觉功能障碍,至少存在下列症状(F1～F3)中的1个: (F1)执行功能障碍;(F2)情景记忆功能相对保留;(F3)视觉功能相对保留
Ⅲ 可能为 bvFTD	必须存在下列所有症状(A～C)才符合标准: A. 符合疑似 bvFTD 的标准 B. 生活或社会功能受损(照料者证据或临床痴呆评定量表或功能性活动问卷评分的证据) C. 影像学表现符合 bvFTD,至少存在下列(C1～C2)中的1个: (C1)CT 或 MRI 显示额叶和/或前颞叶萎缩;(C2)PET 或 SPECT 显示额叶和/或前颞叶低灌注或低代谢
Ⅳ 病理确诊为 bvFTD	必须存在下列 A 标准和 B 或 C 标准中的1项: A. 符合疑似 bvFTD 或可能的 bvFTD B. 活检或尸检有 FTLD 的组织病理学证据 C. 存在已知的致病基因突变
Ⅴ bvFTD 的排除标准	诊断 bvFTD 时 A、B、C 均必须为否定;疑似 bvFTD 诊断时,C 可为肯定 A. 症状更有可能是由其他神经系统非退行性疾病或内科疾病引起的 B. 行为异常更符合精神疾病诊断 C. 生物标志物强烈提示阿尔茨海默病或其他神经变性疾病

注:bvFTD,行为变异型额颞叶痴呆;PET,正电子发射断层成像;SPECT,单光子发射计算机断层成像。①作为一般指南,"早期"指症状出现后的3年内。

表 4-8-10　svPPA 的诊断标准(2022)

分级	证据
Ⅰ svPPA 的临床诊断	必须同时具有下列核心特征: (1)命名障碍 (2)词汇理解障碍

续表

分级	证据
Ⅰ svPPA 的临床诊断	必须具有下列其他诊断特征中的至少 3 项： (1)客体的语义知识障碍(低频率或低熟悉度的物品尤为明显) (2)表层失读或失写 (3)复述功能保留 (4)言语生成(语法或口语)功能保留
Ⅱ 有影像学检查支持的 svPPA 的诊断	必须同时具有下列核心特征： (1)svPPA 的临床诊断 (2)影像学检查显示以下结果中的至少一项 a. 显著的前颞叶萎缩 b.SPECT 或 PET 显示有显著的前颞叶低灌注或代谢低下
Ⅲ 具有明确病理证据的 svPPA	应符合下列(1)以及(2)或(3)： (1)svPPA 的临床诊断 (2)特定的神经退行性病变的病理组织学证据(如 FTLD-tau、FTLD-TDP、阿尔茨海默病或其他相关的病理改变) (3)存在已知的致病基因突变

注:svPPA,语义变异型原发性进行性失语;PET,正电子发射断层成像;SPECT,单光子发射计算机断层成像;FTLD-tau,额颞叶变性 - 微管相关蛋白 tau 蛋白;FTLD-TDP,额颞叶变性 -TAR DNA 结合蛋白。

表 4-8-11 nfvPPA 的诊断标准(2022)

分级	证据
Ⅰ nfvPPA 的临床诊断	至少具有下列核心特征之一： (1)语言生成中的语法缺失 (2)说话费力、断断续续、带有不一致的语音错误和失真(言语失用) 具有下列其他特征中的 2 个及以上： (1)对语法较复杂句子的理解障碍 (2)对词汇的理解保留 (3)对客体的语义知识保留
Ⅱ 有影像学检查支持的 nfvPPA 的诊断	应具有下列 2 项： (1)符合 nfvPPA 的临床诊断 (2)影像学检查必须具有以下 1 个及以上： a.MRI 显示明显的左侧额下回、颞上回及颞顶交界处萎缩 b.SPECT 或 PET 显示明显的左侧额下回、颞上回及颞顶交界处低灌注或代谢低下

续表

分级	证据
Ⅲ 具有明确病理证据的 nfvPPA	应符合下列 1 以及 2 或 3 (1)符合 nfvPPA 的临床诊断 (2)特定的神经退行性病变的病理组织学证据(例如 FTLD-tau、FTLD-TDP、阿尔茨海默病或其他相关的病理改变) (3)存在已知的致病基因突变

注:nfvPPA,非流利变异型原发性进行性失语;MRI,磁共振成像;PET,正电子发射断层成像;SPECT,单光子发射计算机断层成像;FTLD-tau,额颞叶变性 - 微管相关蛋白 tau 蛋白;FTLD-TDP,额颞叶变性 -TAR DNA 结合蛋白。

表 4-8-12　lvPPA 的诊断标准(2022)

分级	证据
Ⅰ lvPPA 的临床诊断	必须同时具有下列核心特征: (1)自发言语和命名中单词提取障碍 (2)句子及短语复述障碍 必须具有下列其他诊断特征中的至少 3 项: (1)自发语言和命名中的语音(音韵)错误 (2)单个词理解和客体的语义知识保留 (3)运动性语言保留 (4)无明显的语法错误
Ⅱ 有影像学检查支持的 lvPPA 的诊断	应同时具有下列 2 项: (1)符合 lvPPA 的临床诊断 (2)影像学检查应显示以下结果中的 1 个: a.MRI 显示显著的外侧裂周后部或顶叶萎缩 b.SPECT 或 PET 显示显著的外侧裂周后部或顶叶低灌注或代谢低下
Ⅲ 具有明确病理证据的 lvPPA	应符合下列 1 以及 2 或 3: (1)符合 lvPPA 的临床诊断 (2)符合特定的神经退行性病变的病理组织学证据(例如 FTLD-tau、FTLD-TDP、阿尔茨海默病或其他相关的病理改变) (3)存在已知的致病基因突变

注:lvPPA,logopenic 变异型原发性进行性失语;PET,正电子发射断层成像;SPECT,单光子发射计算机断层成像;FTLD-tau,额颞叶变性 - 微管相关蛋白 tau 蛋白;FTLD-TDP,额颞叶变性 -TAR DNA 结合蛋白。

(六)路易体痴呆

路易体痴呆(DLB)是一种以波动性认知障碍、帕金森病样症状、反复生动的幻视和快速眼动睡眠行为障碍为临床特点的神经变性疾病。

1995年,首届国际路易体痴呆研讨会将弥漫性路易体病、路易体型老年痴呆、阿尔茨海默病路易体变异型和大脑型路易体病统一命名为"路易体痴呆",并于2003年对其诊断标准进行重新修订,2005年发表于 *Neurology* 后应用于临床实践。

2015年我国专家组织编写了《路易体痴呆诊治中国专家共识》。

2017年,国际路易体痴呆联盟在2005年诊断标准基础上再次更新了DLB的诊断标准,与2005年标准相比,新的诊断标准明确地区分了临床特征和生物学标志物;且根据患者不同的临床特征和生物学标志物将诊断的可能性分为"很可能的DLB"和"可能的DLB"。

2021年,《中国路易体痴呆诊断与治疗指南》发布(表4-8-13)。

表 4-8-13　路易体痴呆(DLB)诊断标准和分级(2021)

项目	内容
诊断要点	诊断DLB的必要条件是出现痴呆,即出现进行性认知功能减退,且其严重程度足以影响患者的日常、社会和职业功能,以及日常生活活动能力。在早期阶段并不一定出现显著或持续的记忆功能障碍,但随着疾病进展会变得明显。注意力、执行功能和视觉功能的损害可能在早期出现
核心临床特征(前3条可能早期出现且持续整个疾病病程)	波动性认知障碍,伴有注意力和警觉性显著减退;反复出现的幻视,通常是十分详细且生动的;REM睡眠行为障碍,可能在认知功能下降之前出现;出现帕金森综合征核心症状的一种或多种,包括运动迟缓、静止性震颤或肌强直
支持性临床特征	对抗精神病药高度敏感,姿势不稳,反复跌倒,晕厥或其他短暂性意识丧失,严重自主神经功能障碍(包括便秘、直立性低血压、尿失禁),嗜睡,嗅觉减退,幻觉,妄想,淡漠,焦虑和抑郁
提示性生物标志物	通过SPECT/PET显示的基底节多巴胺转运蛋白摄取下降,^{123}I-MIBG心肌扫描成像异常(摄取减低),多导睡眠图证实快速眼动期肌肉弛缓消失

项目	内容
支持性生物标志物	CT/MRI 扫描显示内侧颞叶结构相对保留;SPECT/PET 灌注成像 / 代谢扫描显示普遍低灌注或低代谢,FDG PET 显示枕叶活性下降,伴或不伴有扣带回岛征(指后扣带回活性异常增高);脑电图出现显著的后部慢波,且出现前 α 波和 θ 波之间周期性波动
很可能的 DLB 诊断标准	有下列之一者可以诊断为很可能的 DLB A. 出现两项或两项以上的核心临床特征,伴或不伴有提示性生物标志物阳性 B. 仅出现一项 DLB 核心临床特征,但伴有一项或一项以上的提示性生物标志物阳性,仅基于生物标志物并不能诊断为很可能的 DLB
可能的 DLB 诊断标准	有下列之一者可诊断为可能的 DLB A. 仅出现一项 DLB 的核心临床特征,提示性生物标志物阳性 B. 出现一项或多项提示性生物标志物,但缺乏核心的临床特征
符合以下标准,则考虑 DLB 可能性较小	A. 出现其他任何躯体疾病或脑部疾病,足以部分或全部解释患者的临床症状。在这种情况下,即使不能完全排除 DLB 诊断,也需要考虑混合性或多发性病变的可能性 B. 在严重的痴呆患者中,其核心临床特征仅有帕金森综合征的症状,并且是作为首发症状出现的 DLB 是指痴呆在帕金森综合征之前出现或与之同时出现。而 PDD 是指在已有帕金森病的患者中出现的痴呆。在需要对 DLB 和 PDD 进行严格区分的临床研究中,痴呆和帕金森综合征症状出现的 1 年原则仍然推荐使用。但在实际临床中,也可以采用路易体病这一通用术语来描述两者

注:^{123}I-MIBG,碘 -123- 间位碘代苄胍;REM,快速眼动;SPECT,单光子发射计算机断层成像;PET,正电子发射断层成像;FDG,氟代脱氧葡萄糖;PDD,帕金森病痴呆;DLB,路易体痴呆。

(七)帕金森病痴呆

认知障碍是帕金森病常见的非运动症状之一。

2007 年运动障碍协会(Movement Disorder Society,MDS)制定了帕金森病痴呆(PDD)诊断指南,该指南强调了四个核心认知域(执行力、注意力、视空间能力、记忆力)的受损,并指出任意两项认知域受损均可诊断为 PDD。

2011 年中华医学会神经病学分会帕金森病及运动障碍学组制定了 PDD 诊断指南,指出在确诊原发性 PD 的基础上,若隐匿出现且缓慢进展的认知障碍足以影响日常生活活动能力,且自确诊起至少 1 年后出现,则可诊断为 PDD。

2021 年,中华医学会神经病学分会帕金森病及运动障碍学组对 PDD 诊断标准进行相应更新并绘制诊断流程图(表 4-8-14、图 4-8-1)。

表 4-8-14　临床医师诊断 PDD 的简明评估方案(2021)

诊断标准	评估方法
1. 确诊原发性帕金森病	中国帕金森病的诊断标准(2016 版)或 MDS 帕金森病临床诊断新标准或英国脑库标准
2. 帕金森病发生于痴呆前	患者 / 家属提供病史或既往就医记录
3. 认知障碍影响日常生活	PD-CRS ≤ 73 分或 MMSE < 26 分[①],询问经济支配、社交往、决策力、准确服药[②]
4. 认知功能评估 注意力 执行力 视空间能力 记忆力	(以下 4 项中至少包含 2 项) 连续减 7、数字顺背和数字倒背[③] 词语流畅性(1 分钟内说出的非重复动物总数少于 9 个)画钟表(不能完成) 临摹交叉五边形(不能完成)、复制立方体(不能完成) 即刻回忆、短期回忆(忘记至少 1 项物体)
5. 行为精神评估[④]	神经精神量表

注:PDD,帕金森病痴呆;MDS,运动障碍学会;PD-CRS,帕金森病认知功能评定量表;MMSE,简易精神状态检查。①PD-CRS 适用于年龄在 85 岁以下或接受 6 年及以上教育的患者,MMSE 量表适用于年龄在 80 岁以下或接受 10 年及以上教育的患者,非此范围的患者可参照既往研究中的 MMSE标准。②PDD 患者日常生活活动能力的评估可采用工具性日常生活活动量表来评估,包括患者服药、管理钱财、购物、乘交通工具等 8 方面的内容。MDS 推荐采用药丸问卷法来评估认知障碍是否影响日常生活活动能力:患者能准确地描述所服用的药物、剂量或颜色及服药的时间,表明无影响;患者需要在家属或照料者的提醒下讲述以上内容,但家属或照料者证明患者日常生活中在没有监督的情况下能安全可靠地服药,表明无影响,否则视为影响到日常生活活动能力;患者即使在家属的帮助下也不能描述所服用的药物,表明影响到日常生活活动能力。③连续减 7 出现 2 次或以上错误,数字顺背(21854)和数字倒背(742)遗漏 1 个及以上数字或数字顺序错误。④淡漠、抑郁情绪、轻度幻觉等行为精神异常可能支持 PDD 诊断,但重症抑郁、谵妄或重度幻觉等可能影响认知评估,需治疗后再评估。

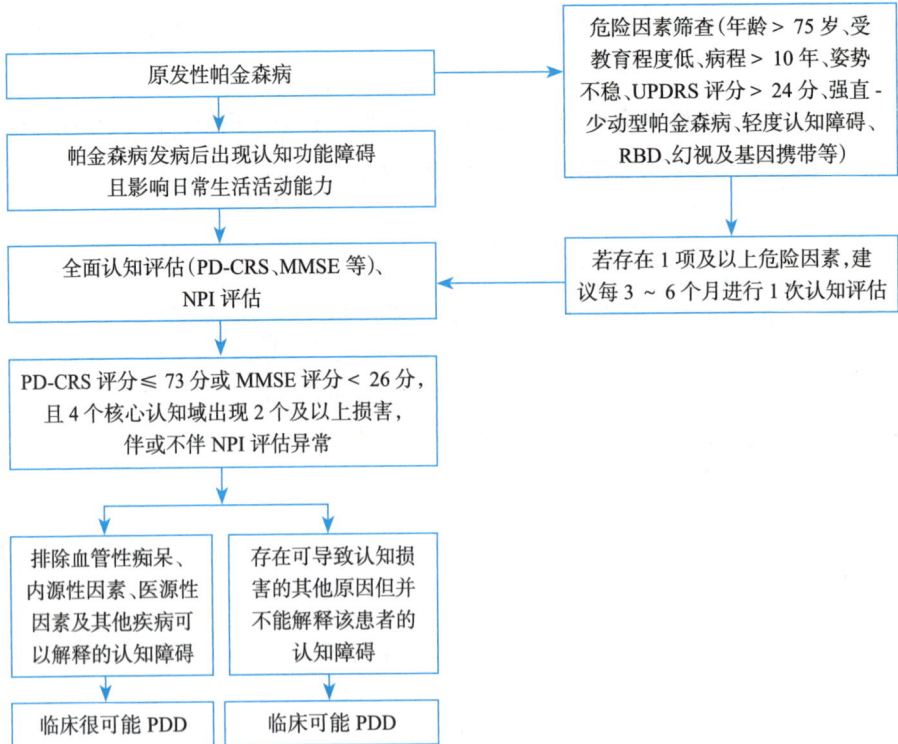

```
                                              ┌─────────────────────────┐
                                              │ 危险因素筛查(年龄＞75岁、受 │
┌─────────────────────┐                       │ 教育程度低、病程＞10年、姿势 │
│     原发性帕金森病      │──────────────────────→│ 不稳、UPDRS评分＞24分、强直-│
└─────────────────────┘                       │ 少动型帕金森病、轻度认知障碍、 │
           │                                  │  RBD、幻视及基因携带等)      │
           ▼                                  └─────────────────────────┘
┌─────────────────────┐                                  │
│ 帕金森病发病后出现认知功能障碍 │                                  │
│  且影响日常生活活动能力     │                                  ▼
└─────────────────────┘                       ┌─────────────────────────┐
           │                                  │ 若存在1项及以上危险因素,建    │
           ▼                       ┌──────────│ 议每3～6个月进行1次认知评估   │
┌─────────────────────┐            │          └─────────────────────────┘
│ 全面认知评估(PD-CRS、MMSE等)、│←───────────┘
│      NPI评估           │
└─────────────────────┘
           │
           ▼
┌─────────────────────────┐
│ PD-CRS评分≤73分或MMSE评分＜26分, │
│ 且4个核心认知域出现2个及以上损害,   │
│     伴或不伴NPI评估异常          │
└─────────────────────────┘
           │
     ┌─────┴─────┐
     ▼           ▼
┌──────────┐ ┌──────────┐
│排除血管性痴呆、│ │存在可导致认知损│
│内源性因素、医源性│ │害的其他原因但并│
│因素及其他疾病可 │ │不能解释该患者的│
│以解释的认知障碍 │ │认知障碍      │
└──────────┘ └──────────┘
     │           │
     ▼           ▼
┌──────────┐ ┌──────────┐
│临床很可能PDD │ │临床可能PDD  │
└──────────┘ └──────────┘
```

PD-CRS. 帕金森病认知功能评定量表；MMSE. 简易精神状态检查；NPI. 神经精神量表；

UPDRS. 统一帕金森病评定量表；RBD. 快速眼动睡眠行为障碍；PDD. 帕金森病痴呆。

图 4-8-1　帕金森病痴呆的诊断流程图

(八)特发性正常压力脑积水

特发性正常压力脑积水(iNPH)是由不明原因脑脊液循环障碍引起的脑积水,是可治性痴呆。其典型表现为步态障碍、认知障碍和尿失禁三联征,影像学上可见非梗阻性脑室扩大,而脑脊液压力正常。诊断主要依据典型的临床表现和特征性 CT/MRI 改变。

iNPH 诊断标准最早于 2004 年由日本 iNPH 协会提出,并于 2012 年和 2021 年更新两次,国际 iNPH 诊断标准于 2005 年提出。

2022 年,中国微循环学会神经变性病专业委员会脑积水学组制定了《特发性正常压力脑积水临床管理中国指南(2022)》(表 4-8-15)。

表 4-8-15 iNPH 的诊断标准(2022)

iNPH 的诊断标准	条目
(1) 可能的 iNPH:满足所有 3 条核心特征	①年龄 ≥ 60 岁,隐匿起病,缓慢进展,但有时症状会出现波动,包括暂时性症状好转或恶化;②至少出现步态、认知和膀胱功能障碍中一种以上症状,上述症状不能完全由其他疾病解释;③颅脑 CT 或 MRI 检查发现脑室扩大的证据,EI ≥ 0.3 或当 EI < 0.3 时,z-EI > 0.42,BVR < 1.0(通过 AC 平面)和 / 或 BVR < 1.5(通过 PC 平面),排除引起脑室扩大的其他疾患,如蛛网膜下腔出血、脑膜炎、脑外伤、先天性或者发育性脑积水等
(2) 很可能的 iNPH:必须同时满足 3 条,① + ② + ③ 中的 A 或 B	①符合上述可能的 iNPH 的诊断标准 ②腰椎穿刺脑脊液压力 ≤ 200mmH_2O,常规和生化结果正常 ③符合下列 A 或 B 任意一条 A. 放液试验(腰椎穿刺放液和 / 或持续腰大池引流试验)阳性 B. 放液试验阴性,但存在“脑积水样”步态异常(步基增宽、步距缩小、拖曳步态、行走和转身时不稳),同时 DESH 征阳性
(3) 临床确诊 iNPH	分流术后症状改善

注:iNPH,特发性正常压力脑积水;EI,Evans 指数;z-EI,z-Evans 指数;AC,前连合;BVR,脑 / 脑室比率;PC,后连合;DESH,蛛网膜下腔不成比例扩大的脑积水;1mmH_2O=0.009 8kPa。

(九)克 - 雅病

克 - 雅病(CJD)是一种罕见的致命性中枢神经系统退行性疾病,又称为亚急性海绵状脑病或皮质 - 纹状体 - 脊髓变性。该病最早由汉斯·克雷茨费尔特(Hans Creutzfeldt)和阿方斯·雅各布(Alfons Maria Jakob)在 1920 年和 1921 年分别报告,因此得名。

2002 年,中国疾病预防控制中心病毒病预防控制所朊病毒病室开始负责我国部分城市的克 - 雅病监控工作,并联合相关机构于 2017 年制定了《克 - 雅病诊断》行业标准。2021 年,中华医学会神经病学分会神经感染性疾病与脑脊液细胞学学组成立朊蛋白病诊断指南制订专家委员会,编制了《克 - 雅病中国诊断指南 2021》(表 4-8-16)。

表 4-8-16　克 - 雅病的诊断标准(2021)

诊断	内容	
A. 临床症状和体征	(1)核心临床症状:快速进展性痴呆 (2)主要临床症状和体征:小脑损伤、精神症状、肌阵挛、视觉障碍、锥体外系损伤、锥体束征、无动性缄默 (3)非典型临床症状:言语障碍、头晕、睡眠障碍、自主神经功能障碍、肢体麻木或无力	
B. 辅助检查特征	(1)脑脊液 / 皮肤 RT-QuIC 阳性 (2)颅脑 MRI 提示至少两个皮质区(额、颞、顶、枕)和 / 或基底节区(尾状核 / 壳核)出现 DWI/FLAIR 高信号 (3)脑电图提示周期性尖锐复合波 (4)脑脊液 14-3-3 蛋白阳性	
C. 确诊特征	(1)脑组织病理学检测出现神经元丢失、胶质细胞增生、海绵状变性或 PrP^{Sc} 阳性的淀粉样斑块沉积 (2)脑组织免疫组织化学 / 免疫印迹试验检测存在蛋白酶抗性 PrP^{Sc} (3)PRNP 特定位点突变	
D. 诊断标准	可能的 sCJD (1)满足核心临床症状 + 其他任意 2 项主要临床症状和体征 (2)满足任意 1 项临床症状和体征 +1 项或多项第 2 ~ 4 条辅助检查特征 需同时满足:病程一般 < 2 年,且通过全面的辅助检查排除其他病因(如脑炎、线粒体脑病等)	可能的 gCJD 满足第 1 或 2 条可能的 sCJD 诊断标准 + 阳性家族史
	很可能的 sCJD (1)满足第 1 条可能的 sCJD 诊断标准 +1 项或多项第 2 ~ 4 条辅助检查特征 (2)满足进展性神经精神症状 + 第 1 条辅助检查特征	很可能的 gCJD 满足第 1 或 2 很可能的 sCJD 诊断标准 + 阳性家族史
	确诊的 sCJD 满足可能的 / 很可能的 sCJD 诊断标准 + 任意 1 项第 1 ~ 2 条确诊特征	确诊的 gCJD 满足可能的 / 很可能的 s/gCJD 诊断标准 + 第 3 条确诊特征

注:RT-QuIC,实时震动诱导蛋白扩增;DWI,弥散加权成像;FLAIR,液体衰减反转恢复;PrP^{Sc},致病型朊蛋白;*PRNP*,朊蛋白基因;sCJD,散发型克 - 雅病;gCJD,遗传型克 - 雅病。

三、鉴别诊断

认知障碍病因众多,鉴别诊断至关重要。首先,结合患者认知障碍起病形式、各认知域和行为精神损害的先后顺序及特征、病程发展特点以及既往史和体格检查提供的线索,对病因作出初步判断;其次,选择合适的辅助检查,最终确定痴呆综合征的可能病因,尤其注意识别可治性、可逆性痴呆。

鉴别诊断要点:

1. 神经变性痴呆多隐匿起病,呈慢性进展性病程;非神经变性痴呆多急性起病,呈快速进展性病程。

2. 神经变性痴呆若单纯表现为认知 / 行为异常,则考虑患者是否为 AD、FTLD、DLB 等;痴呆叠加其他症状,如合并锥体外系症状则考虑是否为 PDD、DLB、进行性核上性麻痹、皮质基底节综合征等,合并运动神经元病症状则需要排除额颞叶痴呆 - 肌萎缩侧索硬化(FTD-ALS)。

3. 非神经变性痴呆中,VaD 占较大比例;其他引起急性、快速进展性痴呆的病因众多,如感染性、代谢性、中毒性、自身免疫性、肿瘤、外伤等,其中以克 - 雅病、桥本脑病、韦尼克脑病、边缘叶脑炎等较多见。

神经变性痴呆的诊断和鉴别诊断推荐流程见图 4-8-2。

```
隐袭起病，进展加重 ─────────────────── 急性起病，非进展病程
        │                                      │
    神经变性痴呆                             非神经变性痴呆
        │                                      │
                                            血管性
                                            炎症感染性
                                            自身免疫性
                                            代谢性
                                            中毒性等
```

```
┌──────────────┬──────────────┬──────────────┐
早期：           早期：           合并
认知/行为精神异常   视觉障碍为主       运动障碍
                    │
                   PCA
```

| | | MND 肌肉萎缩无力 |
| 认知障碍为主 | 认知障碍+行为精神异常 认知障碍>行为精神异常 | 认知障碍+行为精神异常 行为精神异常>认知障碍 | PSP 垂直凝视麻痹 姿势不稳 |

```
                fv-AD          bvFTD
```

```
CBS
肌强直
肌张力障碍
肌阵挛
失用
异己肢
```

```
单一认知域损害为主        多认知域损害为主
        │                      │
       语言              ┌──────┴──────┐
        │             情景记忆        注意力
   ┌────┼────┐        定向           视空间
  命名   语法   单词提     视空间         执行功能
  理解   流畅性  取、复述   语言           波动性
   │     │     │       执行功能        幻视
 svPPA nfvPPA lvPPA
```

```
FTLD-17
帕金森
综合征
```

```
PDD
亨廷顿病
肝豆状核变性等
```

```
            AD            DLB
```

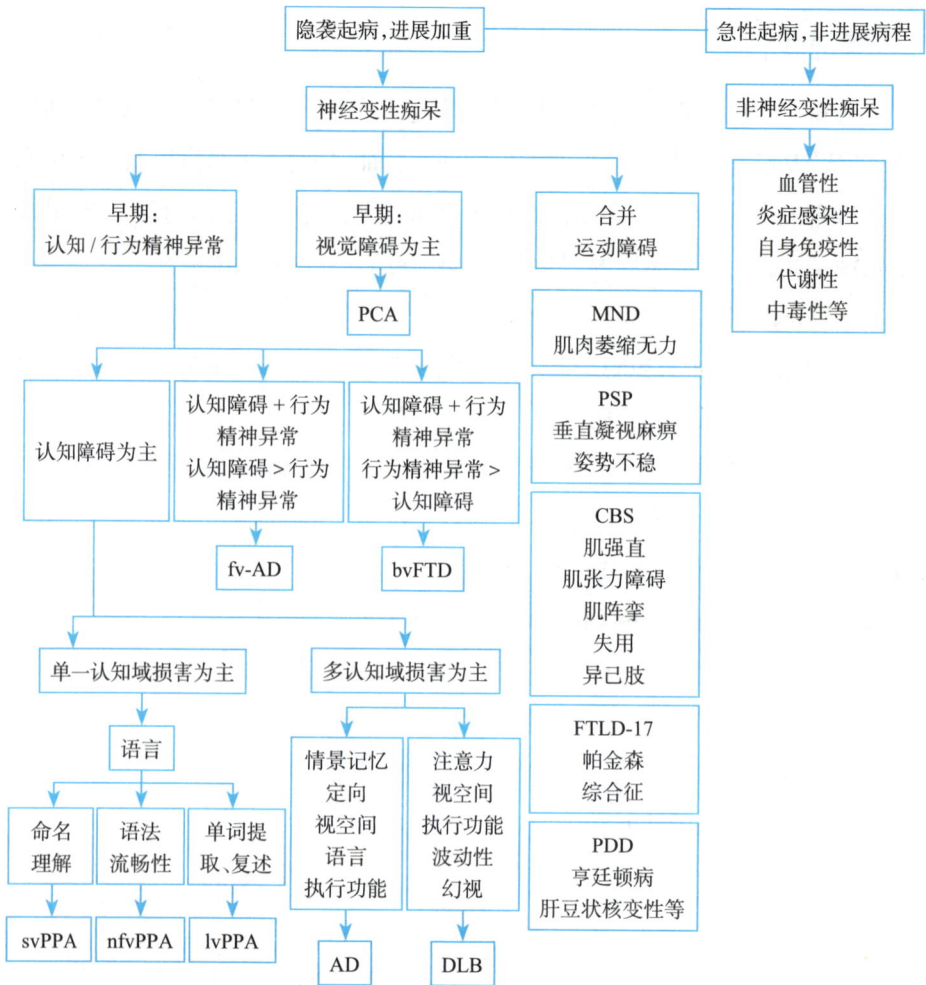

bvFTD.行为变异型额颞叶痴呆；svPPA.语义变异型原发性进行性失语；nfvPPA.非流利变异型原发性进行性失语；lvPPA.logopenic变异型原发性进行性失语；AD.阿尔茨海默病；DLB.路易体痴呆；fv-AD.额叶变异型阿尔茨海默病；PCA.后皮质萎缩；MND.运动神经元病；PSP.进行性核上性麻痹；CBS.皮质基底节综合征；FTLD-17.17号染色体相关的额颞叶变性；PDD.帕金森病痴呆。

图 4-8-2　神经变性痴呆诊断和鉴别诊断流程

（唐　毅　邱琼琼）

第九节 认知障碍的治疗

一、药物治疗

痴呆的药物治疗分为认知障碍的治疗和行为精神症状的治疗,认知障碍的治疗又分为症状性治疗和疾病修饰性治疗。

(一)AD 的药物治疗

1. 症状性治疗 FDA 批准的 AD 症状性治疗药物有两类,包括乙酰胆碱酯酶抑制剂多奈哌齐、卡巴拉汀和加兰他敏,以及 N- 甲基 -D- 天冬氨酸受体拮抗剂美金刚,均能减轻临床症状和功能障碍,减少护理人员的负担和延迟进入养老院治疗的时间。

(1)乙酰胆碱酯酶抑制剂(acetylcholin-esterase inhibitor,AChEI):通过抑制乙酰胆碱酯酶减少乙酰胆碱降解,使突触间隙处乙酰胆碱丰度相对增加,从而促进胆碱能神经传递。

1)多奈哌齐:多奈哌齐于 1996 年获得美国 FDA 批准,1997 年获得欧洲药品管理局(EMA)批准,1999 年在中国上市,为可逆性非竞争性 AChEI。

A.用药方案及注意事项:多奈哌齐的初始剂量为晚上睡前 5mg,每日 1 次口服,如果合适,1 个月后增加到 10mg。AChEI 的不良反应可以通过饭后给药或与美金刚联合使用来最小化。有些人可能会出现生动的梦境或轻度失眠,此情况下应改为早上饭后给药。每日服用 5mg 和 10mg 均具疗效,且在痴呆的各个阶段都持续存在。多奈哌齐每日 23mg 的缓释制剂于 2010 年获 FDA 批准,与中重度 AD 患者每日 10mg 相比,在认知方面的疗效有进一步提高,尽管较小但具有统计学意义,然而,胃肠道副作用的发生率明显更高(高剂量组为 21%,标准剂量组为 5.9%),在开始服用多奈哌齐 23mg/d 前,患者应服用多奈哌齐 10mg/d 至少 3 个月。所有患者在开始使用 AChEI 前都应做心电图,因为有出现病态窦房结综合征和其他传导异常的风险,并注意患者是否有胃溃疡或十二指肠溃疡。少数患者在开始时可能表现出急性认知功能恶化或激越,出现此种情况时应立即停药。

B.疗效评价:对认知和功能的平均疗效为中等程度,其效果是通过患者或护理人员对记忆、功能或行为的评价来衡量而非通过简易的精神状态量表。这是因为这些量表不是为了检测临床相关的变化而设计的,并且不同患者的疗效不一。汇总数据显示,在治疗的最初 6 ~ 12 个月内,少数患者(10% ~ 20%)的认知功能、日常生活活动能力、行为症状或整体临床印象变化显著改善,近一半(30% ~ 50%)患者病情稳定(平台期),约 1/3(20% ~ 40%)接受治疗的患者持续恶化。

C. 副作用:有恶心、呕吐、食欲不振、体重减轻、腹泻、心动过缓、心脏传导阻滞、QT 间期延长、头晕、晕厥、失眠、梦境异常、疲劳、嗜睡、头痛、肌肉痉挛,横纹肌溶解和神经精神症状恶性综合征罕见报告,需要注意肝损害、CYP2D6 代谢慢及同时使用 CYP2D6 或 CYP3A4 抑制剂如舍曲林的患者血浆药物浓度可能升高。

2)卡巴拉汀:卡巴拉汀是一种具乙酰胆碱酯酶和丁酰胆碱酯酶的抑制剂,于 2000 年获得 FDA 批准,有口服和透皮两种剂型。半衰期为 1.5 小时,但由于抑制的"伪不可逆"性质,口服给药的临床效果持续时间约为 10 小时,可每日给药 2 次。荟萃分析表明,口服剂型较低剂量(每日 1 ~ 4mg)对认知即有轻微疗效,而低剂量(4.6mg)贴剂对认知没有益处。

A. 用药方案及注意事项:口服制剂,初始剂量 1.5mg,每日 2 次口服,随餐服用,每 2 周每日增加 3mg,维持剂量为 6mg,每日 2 次口服。透皮贴剂,初始剂量 4.6mg,每日贴于上背部,4 周后增加到 9.5mg/d 的贴剂,然后增加到最大剂量 13.3mg/d 的贴剂,轮换贴片部位以减少皮肤刺激。

B. 副作用:恶心、呕吐、腹泻、食欲不振、腹痛、应用部位过敏(贴剂)、过敏性皮炎(两种剂型)、罕见过敏反应、史 - 约综合征、心动过缓、心脏传导阻滞、头晕、晕厥、跌倒失眠、疲劳头痛、震颤等。

3)加兰他敏:加兰他敏是乙酰胆碱酯酶的竞争性抑制剂,增加乙酰胆碱水平,同时也是一种变构调节剂,可增强乙酰胆碱对烟碱胆碱能受体的作用。

A. 用药方案及注意事项:速释剂,需要滴定。第 1 周,5mg,每日 1 次口服;第 2 周,5mg,每日 2 次;第 3 周,每日 2 次,上午 10mg,晚上睡前 5mg;第 4 周之后,10mg,每日 2 次。缓释剂,初始剂量每日 8mg,每 4 周每日增加 8mg,维持剂量为每日 24mg,肝肾损伤和 CYP2D6 慢代谢者的血浆药物浓度水平可能升高。

B. 副作用:恶心、呕吐、食欲减退、体重减轻、腹泻、腹痛、心动过缓、心脏传导阻滞、头晕、晕厥、跌倒、罕见的过敏反应、史 - 约综合征及其他皮疹,有报道加兰他敏治疗轻度认知障碍相关的全因死亡率可能增加,但原因不清。

4) AChEI 开始治疗时间:在轻度认知障碍中 AChEI 的应用仍存在争议。

AD 痴呆期患者早期应用 AChEI 无更多获利的证据,一项对 3 092 名不同阶段 AD 患者的 10 项试验的荟萃分析,比较了 AChEI 立即启动与延迟(6 个月)应用的疗效,发现早期应用者认知或功能状态并未进一步获利。因此,开始治疗的时机应根据患者和家属的偏好进行选择。

5) AChEI 的疗效评价:三种 AChEI 均具有中等程度的治疗效果,能够改善认知功能,提高日常生活能力,控制行为精神异常,减轻照料者负担。在直接比较 AChEI 疗效的研究中,没有发现明显的差异;在思维技能和记忆力的疗效方面,与停止治疗相比,继续使用 AChEI 治疗在短期和中期甚至长远期可能是有益的。对于日常生活活动能力,短期内疗效可能很少或没有疗效,中期疗效不确定,但长期持续治疗可能有益。对于情绪和行为问题,持续治疗可能在短期和中期有益,但长期治疗效果不明显。对不同程度的痴呆均具有疗效。

6) AChEI 治疗持续时间与停药:AChEI 治疗的最佳持续时间并未明确,三种 AChEI 副作用相对较小,且疗效可维持多年,甚至对重度痴呆患者仍保持其疗效。资料显示,多奈哌齐治疗对轻、中度 AD 在长达四年的研究过程中均具疗效,但在进展到入院或丧失功能的时间方面未获利。对于多奈哌齐治疗稳定的中重度 AD 患者,停药后其第 1 年进入护理院的可能性增加,较多的有关多奈哌齐和加兰他敏的研究发现,AChEI 停药后认知、神经精神和功能状态均可发生恶化。

(2) N- 甲基 -D- 天冬氨酸(NMDA)受体拮抗剂

美金刚:美金刚于 2002 年被 FDA 批准用于治疗中重度 AD 痴呆,可单一治疗或与 AChEI 联合治疗,是一种低亲和力的 NMDA 受体拮抗剂;其在 AD 中的确切作用机制尚不确定,但与缓解谷氨酸诱导的兴奋性毒性有关。美金刚对中重度 AD 的整体印象、认知和日常生活活动能力有中等程度疗效。

对于轻度 AD,美金刚和安慰剂在认知、日常生活活动能力或行为方面的作用效果没有差异。该药物耐受性良好,在总体停药或因不良反应而停用方面与安慰剂没有差异。

A. 用药方案及注意事项:需要滴定,第 1 周,5mg,每日 1 次口服;第 2 周,

5mg,每日 2 次口服;第 3 周,上午 10mg、下午 5mg,口服;第 4 周及之后,10mg,每日 2 次口服。碱性尿液和肝肾损害的患者美金刚清除率可降低。

B. 副作用:一般耐受性良好,可能出现的副作用包括高血压和低血压、便秘和腹泻等,罕见有过敏反应。

C. AChEI 与美金刚联合应用:联合治疗对日常生活活动能力、整体印象和行为症状有总体改善,但没有相应增加不良反应。联合治疗的安全性和耐受性良好,在稳定剂量的 AChEI 中添加美金刚相应不良事件并无显著增加,AChEI 和美金刚联合治疗因不良事件而停药的发生率较低,在 5% ~ 10% 之间,与安慰剂组没有显著差异。

(3)脑 - 肠轴调节剂

甘露特钠:是以海洋褐藻提取物为原料制备获得的寡糖类药物。甘露特钠通过作用在人体脑 - 肠轴上,重塑肠道菌群平衡,使紊乱的代谢产物正常化,减少外周免疫细胞向大脑的浸润,缓解神经炎症,减少 Aβ 沉积和 tau 蛋白磷酸化,最终改善认知功能。2019 年 11 月 2 日该药由国家药品监督管理局有条件批准上市,可用于轻度至中度阿尔茨海默病治疗,改善患者认知功能。

A. 用药方案及注意事项:口服,无须滴定,1 次 3 粒(450mg),每日 2 次。可空腹服用或与食物同服。对于轻度肝功能不全患者,不需要根据肝功能调整剂量。目前尚无中度和重度肝功能不全患者的研究数据。肝功能不全患者在服用过程中需要定期检测肝功能,如有异常需及时就医。对于轻度肾功能不全患者,不需要根据肾功能调整剂量。目前尚无中度和重度肾功能不全患者的研究数据。肾功能不全患者在服用过程中需要定期检测肾功能,如有异常需及时就医。

B. 副作用:临床试验中甘露特钠组的不良反应总发生率为 14.6%,与安慰剂组(18.0%)相比无显著差异,且不良反应的程度均为轻度和中度。甘露特钠Ⅲ期临床试验随机的 818 例受试者中,共 78 例受试者在试验过程中发生了一过性 QT/QTc 间期延长,其中甘露特钠组 38 例,安慰剂组 40 例。虽尚未观察到与其机制相关的明确的心血管风险,但由于目前使用人数有限,患者服药时如有心血管系统异常,请及时就医。

体外试验显示甘露特钠对 CYP450 酶无抑制作用,对 CYP450 酶无诱导作用,甘露特钠对 OATP1B1、OATP1B3、OAT1、OAT3、OCT2、P P-gp 和 BCRP

无抑制作用。

健康青年受试者单次给药 1 500mg，以及连续 5 日给药（1 500mg/d）安全耐受。从临床研究中获得的药物过量经验有限，一旦发生药物过量，应立即停药就医。

（4）其他治疗药物：目前国内常用的辅助性治疗药物有西坦类药物、胞磷胆碱、银杏叶制剂、艾地苯醌等。

2. 疾病修饰性治疗

（1）仑卡奈单抗（lecanemab）

1）作用机制：仑卡奈单抗是一种重组人源化免疫球蛋白 γ1（IgG1）单克隆抗体，外周给药后可穿过血脑屏障到达脑实质，通过其抗原结合片段（FAb）特异性结合可溶性 Aβ 原纤维、寡聚体和不可溶性 Aβ 纤维的抗原识别表位，与目标分子结合形成 Aβ-mAb 复合物，其可结晶片段（Fc）结合小胶质细胞的 Fcγ 受体，再通过中枢神经固有的免疫效应诱导小胶质细胞进行吞噬，进而清除脑实质中具有毒性的 Aβ，减少神经元损伤和死亡；同时，仑卡奈单抗可迅速且稳定地包裹 Aβ 寡聚体和原纤维表面，持续抑制其聚合形成不可溶性 Aβ 纤维。此外，仑卡奈单抗还可延缓 tau 蛋白病理进展。

2）疗效评价：仑卡奈单抗治疗组患者的整体认知和功能下降较安慰剂组的差异为 0.45 分（延缓 27%），Aβ 负荷降低 59.1 Centiloid（CL），平均清除水平低于阳性阈值的 22.99CL，预计延缓病程进展 2～3 年。基于阿尔茨海默病评定量表 - 认知部分（ADAS-Cog）评估的认知功能下降延缓 26%，基于阿尔茨海默病综合评分（ADCOMS）评估的认知功能下降延缓 24%，和安慰剂的差异均具有统计学意义。仑卡奈单抗对患者日常生活活动能力减退的延缓更加明显，轻度认知障碍日常生活活动量表、欧洲五维生存质量量表和 AD 生活质量量表评分下降分别延缓 37%、49% 和 56%。经仑卡奈单抗治疗后，Zarit 照料者负担量表评估照料者负担减轻 38%。仑卡奈单抗对更早期 AD（低 tau 蛋白亚组）患者的疗效尤为显著。在低 tau 蛋白亚组分析中，76% 的患者 CDR-SB 评分没有恶化（其中 60% 的患者评分改善），其延缓整体认知和功能下降达 54.9%。

3）用药方案：仑卡奈单抗注射液规格是 200mg/2ml（100mg/ml），从药房取回应当日使用。每 2 周 1 次，静脉注射，给药剂量应根据患者的体重进行调整，推荐剂量为 10mg/kg，精确到 0.1ml，无须滴定。仑卡奈单抗须现用现配，在无菌条件下，抽取所需剂量的仑卡奈单抗注射液置于 250ml 0.9% 的氯化钠注射液输液袋中进行稀释，轻轻翻转输液袋以使溶液完全混合，不要摇晃。输注结束后使用 0.9% 氯化钠注射液冲管以确保仑卡奈单抗充分利用。

4）注意事项：在开始仑卡奈单抗治疗之前，应通过 PET、脑脊液检查确认 Aβ 病理存在。

在开始治疗之前，获取最近（1 年内）的颅脑 MRI，以评估先前存在的淀粉样蛋白相关影像学异常。在第 5 次、第 7 次和第 14 次输注前进行 MRI 检查。如果放射学检查观察到淀粉样蛋白相关影像学异常，治疗建议基于类型、严重程度和症状调整。

仑卡奈单抗输注时需要配备含有过滤器（孔径为 0.2μm，末端呈低蛋白结合）的输注器、其他常规输液器具，以及监护仪、处理严重输液反应的抢救设备、氧气等。建议与急诊科、重症监护病房等建立快速抢救通道。

患者首次仑卡奈单抗输注后应留院密切观察 3 小时，并在当晚对患者进行随访。第 2 次、第 3 次输注后，可将观察时间缩短至 2 小时，后续观察时间可缩短至 30 分钟。如出现输液反应，医护人员应根据临床指征给予对症治疗。

仑卡奈单抗慎用人群：①治疗前 3 个月内 MRI 检查提示脑皮质区域存在 5 ～ 9 个微出血（直径 < 10mm）；② APOE ε4 纯合子；③正在使用抗凝药物，如华法林、达比加群酯、利伐沙班、依度沙班、阿哌沙班、贝曲沙班和肝素等。

仑卡奈单抗相对禁忌人群：①治疗前 3 个月内 MRI 检查提示脑皮质和皮质下区域存在 > 10 个微出血（直径 < 10mm）及脑皮质表面含铁血黄素沉积、单个出血直径 > 10mm 的颅内出血证据、显著的白质高信号（符合 Fazekas 评分 3 分）、脑淀粉样血管病相关炎症（CAA-ri）、脑血管源性水肿；②涉及主要的单血管支配区域 2 个以上缺血性卒中，有脑挫伤、脑软化灶、脑动脉瘤或其他血管畸形、中枢神经系统感染，以及脑膜瘤或蛛网膜囊肿以外的脑肿瘤、癫痫发作史；③未得到控制的出血性疾病，如血小板计数 < 50×10^9/L，或未接受抗凝治疗但国际标准化比值 > 1.5；④未得到充分控制的其他免疫疾病，或需要免疫球蛋白、全身性单克隆抗体（或单克隆抗体衍生物）、全身性免疫抑制剂或血浆置换治疗的免疫疾病。

仑卡奈单抗绝对禁忌人群:禁用于对仑卡奈单抗或仑卡奈单抗注射液的任何辅料严重过敏的患者。

5)不良反应管理:输液反应是在仑卡奈单抗治疗期间发生率最高的不良反应,主要为轻中度(1级或2级占96%),且多出现在第1次治疗(75%),通常于24小时内缓解。仑卡奈单抗的输液反应症状包括发热、寒战、头痛、皮疹、恶心、呕吐、腹部不适和血压升高等。

如果发生输液反应,可降低输液速率,或停止输液,并根据临床需要开始适当的治疗。可考虑在未来输液前使用抗组胺药、对乙酰氨基酚、非甾体抗炎药或皮质类固醇进行预防性治疗。

淀粉样蛋白相关影像学异常(amyloid-related imaging abnormalities, ARIA)是抗Aβ治疗可能出现的不良反应,MRI上可观察到ARIA伴水肿或渗出(ARIA-edema/effusion, ARIA-E)、ARIA伴出血或含铁血黄素沉积(ARIA-hemorrhage/hemosiderin deposit, ARIA-H),在所有以Aβ为靶点的药物研究中均观察到此类不良反应发生,其中以仑卡奈单抗的ARIA发生率最低。Clarity AD研究中ARIA-E和ARIA-H的发生率分别为12.6%和17.3%,3%患者为症状性ARIA,严重症状仅占0.7%。

(2)多奈单抗(donanemab)

1)作用机制:多奈单抗是一种人源化免疫球蛋白γ1(IgG1)单克隆抗体,靶向作用于不可溶的N端截短的焦谷氨酸Aβ。Aβ斑块在大脑中聚集是阿尔茨海默病的一个典型的病理生理学特征。多奈单抗与N端截短形式的Aβ结合,并通过小胶质细胞介导的吞噬作用清除斑块。

2)疗效评价:临床试验结果显示,多奈单抗治疗组患者的整体认知和功能下降较安慰剂治疗患者具有统计学显著性的延缓,且能达到快速清除Aβ斑块的效果。在整体人群中,多奈单抗组iADRS评分[整合的阿尔茨海默病评估量表,该评分是阿尔茨海默病评估量表-认知部分(ADAS-Cog)和阿尔茨海默病合作研究-日常生活能力量表(ADCS-IADL)两项评分的组合]和安慰剂组差异为2.92分,表示疾病进展延缓22.3%。对于CDR-SB,多奈单抗组和安慰剂组评分差异为–0.70分,临床进展延缓28.9%;多奈单抗对更早期AD(低/中tau蛋白亚组)患者的疗效更为显著。在低/中tau蛋白病理人群中,多奈单抗组 iADRS 评分和安慰剂组差异为 3.25 分,表示疾病进展延缓 35.1%,CDR-SB 评分差异为 –0.67 分,临床进展延缓 36.0%。在整体人群中,多奈单抗组在 24 周时有 29.7% 的患者达到 Aβ 清除,在 76 周时为 76.4%,此时多奈单抗组 Aβ 斑块水平平均降低 87.0CL。

3)用药方案:多奈单抗规格为 350mg/20ml(17.5mg/ml)。推荐剂量为前 3 次 700mg,每 4 周给药 1 次,随后为 1 400mg,每 4 周 1 次,静脉注射给药,不需要根据患者体重调整给药。每次输注时间需要至少约 30 分钟。采用无菌技术,且必须用 0.9% 氯化钠注射液稀释多奈单抗,使最终浓度达到 4 ~ 10mg/ml。

4)注意事项:①多奈单抗的治疗应该在患者处在疾病轻度认知障碍阶段或轻度痴呆阶段时开始,该人群也是临床试验中开始多奈单抗治疗的人群。②在开始治疗前需要确认患者存在 Aβ 病理。③与 *APOE* ε4 杂合子携带者和非携带者相比,接受靶向 Aβ 病理的药物(包括多奈单抗)治疗的 *APOE* ε4 纯合子携带者的 ARIA 发生率更高。在进行检测前,医师应与患者讨论不同基因型发生 ARIA 的风险及基因检测结果的意义。在决定开始多奈单抗治疗时,应综合考虑阿尔茨海默病的治疗获益及 ARIA 的发生风险。④在 Aβ-PET 确定 Aβ 斑块降至最低水平后可考虑停止多奈单抗给药。⑤在开始治疗前需要获得最近的基线颅脑 MRI 检查结果。在第 2 次、第 3 次、第 4 次和第 7 次输注前需要获得 MRI 检查结果。如果发生了影像学上可见的 ARIA,则需要根据 ARIA 的类型、严重程度及是否存在症状提出治疗建议。⑥多奈单抗禁用于对多奈单抗或多奈单抗任何辅料有严重超敏反应史的患者。

5)不良反应管理:在 TRAILBLAZER-ALZ 2 研究中,9%(74/853)的接受多奈单抗治疗的患者被观察到发生了输液反应,而安慰剂治疗的患者输液反应发生率为 0.5%(4/874);大多数 [70%(52/74)] 发生在前 4 次输注。输液反应通常发生在输注期间或输注后 30 分钟内。大部分患者输液反应的严重程度为轻度(57%)或中度(39%)。输液反应的体征和症状包括寒战、红斑、恶心 / 呕吐、呼吸困难、出汗、血压升高、头痛、胸痛和低血压。如果发生输液反应,可降低输注速率,或停止输注,并根据临床指征开始适当的治疗。在进行后续给药前,可考虑使用抗组胺药、对乙酰氨基酚或皮质类固醇进行预防性治疗。

在 TRAILBLAZER-ALZ 2 研究中,3% 接受多奈单抗治疗的患者发生了超敏反应,包括速发严重过敏反应,而在安慰剂组中这一比例为0.7%。当首次观察到任何符合超敏反应的体征或症状时,应立即停止输注,并启动适当的治疗。

在TRAILBLAZER-ALZ 2研究中,36%接受多奈单抗治疗的患者发生了ARIA,在安慰剂组中这一比例为14%。24%接受多奈单抗治疗的患者发生了ARIA-E,在安慰剂组中这一比例为2%。31%接受多奈单抗治疗的患者发生了ARIA-H,在安慰剂组中ARIA-H发生的比例为13%。与接受安慰剂治疗的患者相比,接受多奈单抗治疗的患者中单独发生的ARIA-H(即ARIA-H的患者未同时发生ARIA-E)数量并未增加。当发生ARIA事件时,报告的与ARIA有关的症状可能包括但不限于头痛、意识模糊、视力变化、头晕、恶心和步态困难。局灶性神经功能缺损症状也可能会出现。ARIA相关症状通常会随着时间的推移而痊愈。共有6%(52/853)接受多奈单抗治疗的患者发生了症状性ARIA。约85%(44/52)患者的ARIA相关临床症状得到恢复。0.5%(4/853)的患者在接受多奈单抗治疗后报告了直径大于1cm的脑出血,而在安慰剂组中这一比例为0.2%。

对发生ARIA-E的患者进行用药调整的推荐建议见表4-9-1,对发生ARIA-H的患者进行用药调整的推荐建议见表4-9-2。

表4-9-1 发生ARIA-E患者的给药建议

临床症状严重程度[①]	MRI 检查显示的 ARIA-E 影像学严重程度		
	轻度	中度	重度
无症状	可按当前剂量和给药计划继续给药	暂停给药[②]	暂停给药[②]
轻度	可基于临床判断继续给药	暂停给药[②]	
中度或重度	暂停给药[②]		

注:ARIA-E,淀粉样蛋白相关影像学异常伴水肿或渗出。①轻度,有不适感觉,但不影响正常的日常活动。中度,存在明显的不适,导致正常的日常活动减少或受到影响。重度,丧失行动能力,导致不能工作或无法进行正常的日常活动。②暂停给药:直至MRI检查结果显示影像学上消退且症状(如果出现)已经痊愈;考虑在首次发现ARIA-E之后的2~4个月内进行随访MRI检查,以评估在影像学上是否消退。恢复给药的决策应基于临床判断。

表 4-9-2　发生 ARIA-H 患者的给药建议

临床症状严重程度	MRI 检查显示的 ARIA-H 影像学严重程度		
	轻度	中度	重度
无症状	可按当前剂量和给药计划继续给药	暂停给药①	暂停给药②
有症状	暂停给药①	暂停给药①	

注:ARIA-H,淀粉样蛋白相关影像学异常伴出血或含铁血黄素沉积。①暂停给药:直至 MRI 检查结果显示影像学上稳定且症状(如果存在)已经痊愈;恢复给药的决策应基于临床判断;考虑在首次发现 ARIA-H 之后的 2～4 个月内进行随访 MRI 检查,以评估在影像学上是否已经稳定。②暂停给药:直至 MRI 检查结果显示影像学上稳定且症状(如果存在)已经痊愈。需根据临床判断,考虑是否继续治疗或永久停用多奈单抗。

对于多奈单抗治疗期间发生直径大于 1cm 脑出血的患者,应暂停给药,直至 MRI 检查结果显示影像学上稳定且症状(如果存在)已经痊愈。恢复给药的决策应基于临床判断。

(二)血管性认知障碍的药物治疗

AChEI 对血管性认知障碍和痴呆的疗效结果不一致。几项研究表明,使用多奈哌齐每天 5mg/d 和 10mg/d 及加兰他敏 8～12mg,每日 2 次,均能改善血管性认知障碍和痴呆患者的认知功能,基于证据的综述分析表明多奈哌齐对 VaD 的认知具有一定程度的疗效,而加兰他敏对混合性 AD/VaD 患者的认知可能具有一定程度的疗效,AChEI 最常见的副作用包括腹泻、恶心和厌食。Ⅰ度房室传导阻滞患者应避免使用。

美金刚是另一种经 FDA 批准用于中度至重度 AD 的药物,为 NMDA 受体拮抗剂,对 VaD 功能具有一定疗效;美金刚 20mg,每日 1 次或分 2 次给予 VaD 患者,结果显示在几个认知量表上都有改善,但整体功能没有改善。美金刚最常见的副作用包括头晕、便秘和躁动。

其他药物如钙通道阻滞剂(尼莫地平和尼卡地平)及补充剂(如胞磷胆碱、维生素 B_{12} 和叶酸)已用于血管性认知障碍和痴呆疗效的研究和评估,但迄今没有发现其疗效的一致证据。

(三)DLB 认知障碍的药物治疗

AChEI 卡巴拉汀、多奈哌齐能够改善认知和全面功能,即使对没能改善认知功能的病人,服药期间可减轻疾病恶化,NMDA 受体拮抗剂盐酸美金刚,可单用或与 AChEI 合用。

(四)FTD 认知障碍的药物治疗

目前尚无美国食品药品监督管理局(FDA)批准的 FTD 药物疗法。美金刚和 AChEI 在治疗 FTD 患者方面尚未显示出具有临床意义的疗效,并且可能会加速认知症状下降或行为症状恶化。

(五)进行性核上性麻痹认知障碍的药物治疗

如果 PSP 的认知症状以情景记忆障碍为主且运动症状轻,可使用乙酰胆碱酯酶抑制剂治疗,因为 PSP 中存在胆碱能神经元丢失。如果存在严重的运动特征,则不推荐使用 AChEI,因为任何对记忆的积极影响都可能被运动症状的恶化所抵消。

(六)PDD 认知障碍的药物治疗

卡巴拉汀对 PDD 的疗效确切一致,是目前 FDA 批准的方法,其他 AChEI 疗效不一致,但有时也用于临床。美金刚被运动障碍协会证据审查标记为调查性的,但有时也在临床实践中尝试。

二、非药物治疗

轻度认知障碍阶段及痴呆早期阶段的有效干预对于延缓 AD 及其相关认知障碍的进程、降低社会经济负担非常重要。现有药物治疗方案部分有效,部分患者无法耐受药物不良反应。非药物治疗作为药物治疗的有效补充,在帮助患者保持认知功能和日常生活活动能力及改善行为精神症状方面取得一定进展。

目前非药物治疗方法主要包括认知数字疗法、神经调控、音乐疗法、回忆疗法等。近年来国内外非药物治疗技术发展较快,逐渐应用于 AD 及其相关认知障碍的临床治疗实践中,在不同类型认知障碍及不同病程阶段均有应用。

(一)生活方式干预

1. 饮食干预 有三种主要的饮食方式被认为对维护认知功能具有重要

作用,并且与降低 AD 风险相关。

第一种是地中海饮食,特点是大量摄入水果、蔬菜、全谷物、豆类、坚果和橄榄油,同时限制红肉和加工食品的摄入。

第二种是 DASH 饮食(降血压饮食法),主要用于治疗或预防高血压,该饮食模式推荐摄入高钾、高钙、高镁和高膳食纤维的食物,强调低盐低脂,对预防高血压、糖尿病及相关心血管疾病具有显著效果。

第三种是 MIND 饮食,这是一种结合了地中海饮食和 DASH 饮食的饮食方式,强调摄入天然植物性食物和少量动物性食物,重视浆果和绿叶蔬菜的日常摄入。该饮食模式与减少 AD 病理特征,特别是 Aβ 的沉积有关。

对于正常老年人,饮食干预可预防认知障碍的发生,对于轻度认知障碍患者及痴呆患者,饮食干预则可能改善认知功能,因此建议老年人群进行饮食干预。可应用微型营养评定(Mini-Nutritional Assessment,MNA)完整版和微型营养评定简表(MNA-SF)进行营养风险筛查和营养评估。基于营养评估结果,多学科医师、护理人员及照料者共同制订营养管理计划。

2. 运动干预　全球约有 40% 的痴呆病例与缺乏运动在内的多种危险因素相关,运动干预可以预防或延迟痴呆的发生。

运动量的推荐基于患者的能量消耗率,可使用代谢当量(metabolic equivalent,MET)作为测量单位。一个 MET 定义为在静坐状态下消耗的能量[大约 1kcal/(kg·h)]。每周的运动量每增加 600 MET(相当于步行 180 分钟或中等强度运动 150 分钟或剧烈运动 75 分钟)可以使痴呆风险降低 14%。而当运动量达到较高水平时(每周 1200 MET,约相当于步行 360 分钟或中等强度运动 300 分钟或剧烈运动 150 分钟),继续增加运动量不会进一步降低痴呆风险。

在运动时间方面,每周运动时长在 6 小时以内时,随着运动时间的增加,痴呆风险逐渐降低。对于老年人而言,保持每周 3 ~ 6 小时的适度体育运动即可获得预防痴呆的健康益处。传统运动如八段锦和太极拳也可改善老年人群的认知功能。

对健康老年人及认知障碍患者,均可予以运动干预。在运动干预的具体实施过程中,应循序渐进,可咨询医师及健康护理人员,为老年人选择适合的运动,从简单易行的运动方式(如散步等)开始,逐渐增加运动时间及强度。

3. 睡眠干预　睡眠障碍是痴呆患者常见的临床表现,包括难以入睡、易醒、总睡眠时间缩短、睡眠效率低下、入睡潜伏期延长、快速眼动(REM)睡眠潜伏期延长和非快速眼动(NREM)睡眠的 N1 阶段时间延长等症状。睡眠不足与痴呆风险有显著的相关性。长期研究表明,持续的睡眠不足(如每日睡眠少于 6 小时)会显著增加痴呆的风险。

睡眠时长与痴呆风险之间存在着一种典型的 U 型关系,其中 7 小时被认为是最佳的每日睡眠时长,这种睡眠模式与最低的痴呆风险相关。当每日睡眠时长低于 7 小时,每增加 1 小时睡眠,痴呆风险可降低 27%;相反,当每日睡眠时长超过 7 小时后,每增加 1 小时睡眠,痴呆风险则增加 24%。

这些发现强调了适当的睡眠时长对于预防痴呆的重要性,并提示在痴呆的预防和管理策略中应考虑到个体的睡眠质量和睡眠时长。维持适宜的睡眠时长不仅对认知功能的保持有益,也对减少痴呆风险至关重要。

4. 其他　《柳叶刀》2024 年发布了《2024 年痴呆症预防、干预和照护报告》,建议干预 14 个危险因素以降低痴呆风险。

(1)教育程度较低:确保所有人都能接受高质量的教育,并鼓励中年人进行认知刺激活动以保护认知。

(2)听力损失:为听力损失者提供助听器,并减少有害噪声暴露以减少听力损失。

(3)视力丧失:及时筛查视力并积极治疗。

(4)抑郁症:有效治疗抑郁症。

(5)创伤性脑损伤:鼓励在进行接触性运动和骑自行车时使用头盔等头部保护装置。

(6)缺乏身体活动:鼓励锻炼,参加运动锻炼的人患痴呆的可能性较小。

(7)吸烟:减少吸烟或戒烟。

(8)高血压:预防或控制高血压,并从 40 岁开始保持收缩压在 130mmHg 及以下。

(9)糖尿病:积极预防糖尿病及相关并发症。

(10)低密度脂蛋白水平过高:检测和治疗中年高低密度脂蛋白血症。

（11）肥胖：尽早治疗肥胖，保持健康的体重。

（12）过量饮酒：提高对饮酒危害的认知，减少酒精摄入。

（13）社交缺乏：优先考虑对老年人友好和提供支持的社区环境和住房，并通过促进老人参与活动和与他人同住减少社会隔离。

（14）空气污染：减少空气污染暴露。

这些建议强调了通过综合干预措施来降低痴呆风险的重要性，包括生活方式的调整和环境因素的控制。实施这些建议不仅可以降低痴呆的发病率，还能改善整体的人群健康状况。

（二）认知数字疗法

认知数字疗法（digital therapy for cognition）是数字疗法在认知障碍诊疗领域的创新应用，是针对认知障碍的数字疗法。其由软件程序驱动，以循证医学为基础，为认知功能损伤人群提供数字化诊疗措施，包括数字化认知评估、干预和管理等内容。计算机化认知训练是数字疗法在认知障碍干预方面的主要应用，此外还包括虚拟现实（VR）技术应用。虚拟现实技术通过搭建逼真的三维场景（如超市、厨房和社区等）开展认知训练，提高了干预对象对认知训练的兴趣和参与度。通过模拟熟悉的生活场景来训练患者的即刻记忆和延迟记忆，能够有效改善视觉记忆和空间记忆。游戏化内容与虚拟现实技术相结合也可以改善健康老年人及轻度认知障碍患者的注意力、记忆功能、信息加工速度和执行功能。基于传感器、摄像头和可穿戴设备等信息通信技术的认知数字疗法，可进行实时认知监测、认知辅助和数字化危险因素干预，是一种新型认知障碍管理手段，其主要载体为移动设备、可穿戴设备、智能家居和脑电设备等，如体动记录仪、全球导航卫星系统、摄像头和脑电设备等可实时获取患者客观、可量化的生理行为数据。通过分析日常生理行为模式，可监测认知功能和日常生活能力，跟踪疗效。

认知训练是一种通过设计特定任务来针对注意力、记忆、逻辑推理等认知域进行训练的方法。近年来，这种训练已经从传统的纸笔式、教学式训练转变为采用难度自适应和计算机辅助的现代方法。在当前药物治疗认知障碍仍较为局限的背景下，认知训练作为一种安全无创的非药物干预方式，可以单独使用，也可以与药物或其他非药物干预手段结合使用，成为预防和干预认知障碍的重要方法。

1. 认知训练适宜人群与效果　认知训练尤其适用于健康老年人和轻度认知障碍(MCI)患者。《认知训练中国指南(2022年版)》根据研究的证据级别，对在健康老年人和轻度认知障碍患者中实施认知训练给出了1A级的推荐。

对于痴呆患者，认知训练同样能改善其整体认知功能，这种训练在日常生活能力的改善方面效果不太明显，但可以在一定程度上改善患者的精神症状。对于路易体痴呆和额颞叶痴呆等其他类型的痴呆，相关的认知训练研究仍然不足。对于轻中度痴呆患者，计算机辅助认知训练是适宜的，而对于重度痴呆患者，则建议采用更为个性化的一对一教学训练方法。

2. 认知训练的方法　认知训练涵盖的认知域应包括但不限于感知觉、定向、注意、记忆、执行、逻辑推理、加工速度及语言等，范围既可以是单一认知域也可以是多认知域。多认知域综合训练可改善认知正常老年人、轻度认知障碍患者及痴呆患者的整体认知功能。认知训练的剂量包括训练时间和训练频率。认知正常老年人每次训练时间不短于30分钟，每周3次训练，训练的总时间在20小时以上，可以取得更为明显的训练效果。

(三)神经调控

神经调控技术为AD及其相关认知障碍疾病的治疗提供了新的方向，得到了诸多学者的关注。神经调控是利用侵入性或非侵入性技术，通过物理(如电、磁、光、声)或化学方式等能量的应用，对中枢、周围和自主神经系统邻近或远隔部位的神经元或神经网络的可塑性发挥调节作用，以达到调控脑功能及改善疾病症状的目的。临床中，主要应用的是非侵入性脑刺激，主要有重复经颅磁刺激(rTMS)、经颅直流电刺激(transcranial direct current stimulation,tDCS)、经颅交流电刺激(tACS)、经颅近红外光刺激等，具有较高的安全性和耐受性等优点。

1. 重复经颅磁刺激

(1)概述:重复经颅磁刺激(repetitive TMS,rTMS)能够对刺激的脑区及与其相连的脑区产生长时程增强效应或者长时程抑制效应，从而对刺激皮质及其所参与神经网络的兴奋性和功能连接进行调控，最终通过改善皮质可塑性而调节大脑功能。而且，这种调控效应可以在连续重复刺激之后持续存在，因此被用于治疗各种神经精神疾病。

rTMS 对神经元兴奋性的调节主要是基于刺激的频率。不同频率的刺激可以使神经细胞的兴奋性发生不同的变化:低频 rTMS($\leqslant$ 1Hz)可使局部皮质兴奋性降低;高频 rTMS($\geqslant$ 5Hz)可使局部皮质兴奋性增加。θ 暴发式磁刺激(TBS)模式可以在更短的刺激时间内,以更低的刺激强度对皮质产生效能更强的调控作用。

rTMS 唯一的绝对禁忌证是靠近刺激线圈的部位存在铁磁性材料或植入设备(< 2cm),因此存在耳蜗植入设备或其他颅内植入金属的患者应避免进行皮质刺激。此外,对具备心脏起搏器、植入性神经刺激器和深部脑起搏器的患者,以及孕妇、儿童等特殊群体,若有特定理由必须使用 rTMS 时须谨慎使用。建议在进行 rTMS 治疗前,应进行安全筛查(表 4-9-3)和知情同意。

表 4-9-3　TMS 安全自评问卷

项目	问题
1	您过去接受过经颅磁刺激吗？如果有,您是否出现过任何不良反应吗？
2	您过去接受过磁共振检查吗？
3	您过去有无癫痫发作,或惊厥、抽搐？如果有,请描述一下当时的情况。
4	您过去有无晕厥？如果有,请描述一下当时的情况。
5	您曾经有过严重的颅脑损伤(损伤后出现意识丧失)吗？
6	您怀孕或者可能怀孕了吗？
7	您有听力问题吗？如果有,是什么类型？
8	您有植入人工耳蜗吗？
9	您的大脑或头骨中有无金属材料？如果有,是什么类型？
10	您的身体内有植入性神经刺激器吗？如果有,是什么类型？
11	您的身体内有输送药物的植入装置吗？
12	您的身体内有心脏起搏器吗？
13	您吸毒吗？（请列出具体名称）

注:该问卷旨在筛选 TMS 受试者,并排除不良事件风险较高的人群。TMS,经颅磁刺激。

(2)rTMS 的参数

1)刺激靶点:常用的刺激靶点包括以下几种。①左侧和右侧背外侧前额叶皮质(dorsolateral prefrontal cortex,DLPFC):参与记忆、执行功能,是最常用到的刺激靶点。②布罗卡区(Broca 区)、韦尼克区(Wernicke 区):负责语言的产生和理解。③顶叶:主要是顶叶体感联合皮质和楔前叶,与视觉、空间觉、注意及情景记忆相关。④右额下回(inferior frontal gyrus,IFG):参与额顶网络和右腹侧注意网络的组成,与分离抑制、注意和反应控制有关。

在临床实践中,常用定位方法包括脑电电极定位和神经导航定位两种。脑电电极定位是根据靶点脑区和国际 10-20 系统电极排列的对应关系来确定的,具有普适性强、精确度低的特点。神经导航定位则是根据头部磁共振结构或功能图像定位,能够实现个体化、精准定位。

2)刺激强度:应根据受试者的静息运动阈值(resting motor threshold,RMT)的百分比来确定刺激强度,通常为 80% ~ 120% RMT。

3)刺激频率:低频 rTMS(≤ 1Hz)及持续性 θ 暴发式磁刺激(continuous theta burst stimulation,cTBS)可以抑制皮质兴奋性,高频 rTMS(≥ 5Hz)及间歇性 θ 暴发式磁刺激(intermittent theta burst stimulation,iTBS)则增强皮质兴奋性。对于 AD 及其相关认知障碍患者,可通过高频 rTMS 或 iTBS 增强皮质兴奋性,提高局部脑区活动及脑区间功能连接,以改善认知功能。

(3)rTMS 的常用治疗方案:rTMS 适用于 AD 源性轻度认知障碍(MCI)及轻中度 AD 患者(表 4-9-4)。既往研究显示,无创神经调控对 MCI 和 AD 患者的总体认知水平,以及记忆力、注意力、语言能力、积极性等方面的认知下降具有治疗作用(可能有效)。针对非 AD 源性认知障碍患者,尚无证据表明 rTMS 的有效性,对于血管性认知障碍可尝试使用 rTMS。

表 4-9-4　MCI 和 AD 患者常用 rTMS 治疗方案及参数

疾病类型	方案	靶点	刺激强度 /RMT	刺激频率 /Hz	脉冲数 /(个·d⁻¹)	治疗时间
AD 源性 MCI	方案一	左侧 DLPFC（国际 10-20 系统 F3）	110% ~ 120%	10	2 000 ~ 3 000	每日 1 次，每周 5 次，连续 2 周，共 10 次
	方案二	双侧 DLPFC（先 F3 后 F4）	80%	20	1 200 每侧 600	每日 1 次，每周 5 次，连续 8 周，共 40 次
	方案三	右侧 IFG（磁共振神经导航定位）	90%	10	2 250	每日 1 次，连续 2 日，共 2 次
轻中度 AD	方案一	左侧 DLPFC（国际 10-20 系统 F3 或磁共振神经导航定位）	80% ~ 100%	20	1 200 ~ 2 000	每日 1 次，每周 5 次，连续 4 周，共 20 次
	方案二	双侧顶叶、颞叶（P3/P4 T5/T6）	100%	20	4 000	每日 1 次，每周 5 次，连续 6 周，共 30 次
	方案三	楔前叶（磁共振神经导航定位）	100%	20	1 600	每日 1 次，每周 5 次，连续 2 周，完成第一疗程后序贯治疗，每月 1 次，持续 14 个月

注：MCI，轻度认知障碍；AD，阿尔茨海默病；DLPFC，背外侧前额叶皮质；IFG，右额下回；TBS，θ 暴发式磁刺激；iTBS，间歇性 θ 暴发式磁刺激。

（4）治疗效果及副作用的监测

1）治疗效果的评估：应对患者的治疗效果进行评估。主要包括：①神经心理评估，应在治疗前、治疗后即刻及随访时进行。常用量表为阿尔茨海默病评定量表 - 认知部分（ADAS-Cog），其他量表还包括蒙特利尔认知评估量表（Montreal Cognitive Assessment，MoCA），成套认知评估量表，如听觉词汇学习测试、连线测试、斯特鲁普（Stroop）测试、词语流畅性测验、波士顿命名测试、画钟测验等。还应对日常生活活动能力及行为精神症状进行评估。②结构及功能磁共振评估，采用灰质体积、皮质厚度、功能连接强度及脑网络相关指标等进行效果评估。③电生理评价，利用静息态脑电图和 TMS 同步脑电图检查，评价无创调控治疗前后脑电能量、相位同步关联、局部及全脑功能连接、有效连接、复杂度改变情况，以评定干预效果。

2）副作用的监测：癫痫是 rTMS 实践中可能产生的最严重的急性不良反应，主要与没有遵循安全指南的刺激参数（强度、频率和刺激间隔时间）有关。此外，常见的不良反应还包括耳鸣、听力下降、刺激局部的疼痛和不适感等。治疗过程中应密切观察，若患者出现急性情绪发作、呕吐、眩晕等，应立即停止治疗，并采取相应补救措施。

2. 经颅直流电刺激

（1）概述：经颅直流电刺激（tDCS）通过与头皮相连的电极片将恒定低强度电流（1 ~ 2mA）透过颅骨传入大脑，影响神经元膜电位的极化，进而调节刺激部位皮质兴奋性，对神经系统功能产生影响从而治疗疾病。

通常 tDCS 的阳极刺激引起膜电位的去极化，使得皮质兴奋性增加；阴极刺激则通过膜电位的超极化诱导皮质兴奋性降低。tDCS 的刺激强度较低，为阈下刺激，因此其安全性较 TMS 更高。

（2）tDCS 的参数

1）刺激靶点：tDCS 的刺激靶点相对单一，阳极刺激部位以 DLPFC 最为常用，此外还可以选择颞叶皮质、角回及缘上回等部位；阴极刺激部位多选择对侧眶上区或三角区。tDCS 的定位方法较为统一，多以国际 10-20 系统的定位为主。

2）刺激强度：目前公认的安全刺激电流强度范围为 1 ~ 2mA，每次刺激时间为 20 ~ 30 分钟，每周刺激 5 日（1 ~ 2 次 /d），共刺激 2 ~ 4 周，或连续刺激 5 ~ 10 周（1 ~ 2 次 /d）。

（3）tDCS 的常用方案：tDCS 适用于 AD 源性 MCI 及轻中度 AD 患者（表4-9-5）。可单独用于改善认知障碍患者的症状，也可联合认知训练、rTMS 等。针对 AD 患者合并的行为精神异常尚无推荐的 tDCS 治疗方案。

表 4-9-5　MCI 和 AD 患者常用 tDCS 治疗方案及参数

疾病类型	方案	阳极位置	阴极位置	刺激强度 /mA	每次治疗时长 /min	治疗时间
AD 源性 MCI	方案一	左侧 DLPFC（国际 10-20 系统 F3）	右侧眶上 / 三角肌 / DLPFC	2.0	30	每日 1 次，每周 2 ~ 5 次，连续 1 ~ 3 周，共 5 ~ 10 次
轻中度 AD	方案一	左侧 DLPFC（国际 10-20 系统 F3）	右侧眶上 / 三角肌	2.0	20 ~ 30	每日 1 次，每周 5 次，连续 2 周，共 10 次
	方案二	左侧颞叶（国际 10-20 系统 T3）	右侧额极	2.0	20	每日 2 次，连续 6 日，共 12 次；或每月 10 次，连续 8 个月

注：MCI，轻度认知障碍；AD，阿尔茨海默病；DLPFC，背外侧前额叶皮质。

（4）治疗效果及副作用的监测

1）治疗效果的评估：与 rTMS 评估方法和内容一致。

2）副作用的监测：tDCS 治疗时少数情况下会产生皮肤损伤及接触性皮炎。常见的副作用包括轻度的刺痛感、疲劳感、轻微痒觉、头痛、恶心和失眠等。存在颅内金属植入物或者刺激器的患者应谨慎进行 tDCS 治疗。治疗过程中应密切观察患者反应，对其治疗方案及副作用等进行登记。

3. 其他神经调控方法　其他常用的方法还包括经颅交流电刺激（tACS）和经颅近红外光刺激等，均对治疗 AD 有潜在疗效。经颅随机噪声刺激和经颅聚焦超声刺激等也在探索之中。

tACS 以特定频率的方式调节大脑振荡来实现其认知促进的效果，现有研究中主要应用于 AD 患者，主要推荐刺激频率为 40Hz，1.5 ~ 2.0mA 电流刺激左侧背外侧前额叶或者楔前叶，具有改善患者症状的能力（经验推荐，缺少随机对照试验证据）。经颅近红外光刺激是利用特定波长的光刺激大脑，相比于 rTMS、tDCS 能够刺激到更深的脑区。针对 AD 患者，可以采用波长为 810nm 或 1 064nm 的光，以 10Hz 或 40Hz 频率刺激右侧前额叶、楔前叶。每日治疗 12 分钟，每周 5 日，连续 12 周，可能显著改善患者的记忆功能（目前仅为尝试，尚缺少临床试验证据）。

(四)其他干预方法

还有一些其他非药物干预方式,如音乐疗法、回忆疗法,研究显示对认知功能有改善作用(表4-9-6),可在临床上应用。

表 4-9-6　音乐疗法及回忆疗法对认知功能的改善作用

方法	方式	效果
音乐疗法	听音乐	可以提高认知功能下降患者的认知能力,改善睡眠、情绪和生活质量
	演奏乐器	对于认知障碍和痴呆的发病具有保护作用,通过演奏乐器进行多任务运动音乐治疗可以改善老年 MCI 患者的前额叶皮质功能,并提高认知能力
回忆疗法	基本层次	着重于鼓励老年人重温过去的事件和经验,重新感受该事件带给他们的喜怒哀乐;鼓励老年人与他人分享这些事件或经验,以增进彼此了解,强化相互关系
	深入层次	通过帮助老年人回忆过去的人生困难和挫折,协助他们接纳自己的过去,确定自己一生的价值
	形式	可采用口头讲述、看照片、音乐和手工艺制作等形式,刺激患者的记忆和情绪表达

注:MCI,轻度认知障碍。

三、行为精神症状的处理

除认知障碍外,痴呆的行为精神症状(BPSD)是痴呆的核心特征之一。目前,BPSD 的治疗方法有非药物干预和药物治疗。由于抗精神病药物治疗存在一定副作用,开始治疗时应先考虑非药物干预方法。

(一)BPSD 的全面评估

需要获得准确的医疗和行为精神症状病史,包括服用过何种物质、痴呆的种类,以及患者以前的认知和功能状态。评估症状细节,包括对行为精神的描述、持续时间、发作情况、严重程度、诱因和后果,确定导致 BPSD 的心理或环境因素等。

确定任何可能导致 BPSD 的相关并发症,如感染、代谢异常、疼痛、便秘、尿潴留等,这些并发症在较健康的患者中常常不会引起行为精神症状,但在痴呆患者中可能诱发产生相关症状。抗生素中的氟喹诺酮类药物与注意力障碍、定向障碍、躁动、焦虑、失忆症和精神错乱有关,痴呆患者应尽可能避免使用。除了治疗潜在的疾病,还应停用或减少使用可能导致 BPSD 的药物或其他物质,特别注意具有抗胆碱能特性的药物、镇静催眠药物、阿片类药物和酒精等。

另外,在调整药物时,必须考虑药物之间的相互作用。

(二) BPSD 的非药物干预

先要排除或治疗可能存在的会导致 BPSD 的原因,治疗措施需个体化。常见的非药物干预措施包括:体育锻炼、音乐疗法、芳香疗法、回忆疗法、认知干预、光疗、按摩、针灸等。目前针对患者合并的行为精神异常尚无推荐的成熟的 rTMS 或者 tDCS 治疗方案。药物治疗和生活方式干预效果较差的患者,可在充分知情同意的情况下,采用神经调控的方法进行干预。非药物干预也可以结合常规药物治疗。

针对合并的抑郁症状,可尝试抗抑郁 rTMS 标准方案,如 5 ~ 25Hz rTMS,强度为 90% ~ 120% RMT,刺激靶点为左侧背外侧前额叶,疗程为 2 ~ 4 周。针对合并存在的焦虑症状,需要区分是否伴有惊恐 / 抑郁症状;如合并惊恐,可尝试性予以低频 rTMS,刺激靶点为右侧背外侧前额叶,目前尚无成熟方案推荐,或可参照 Garcia-Toro 等人的方案(1Hz 110% RMT rTMS,2 周 10 次,每次 30 分钟)。

(三) BPSD 的药物治疗

如果非药物治疗 BPSD 失败,并且患者的行为精神症状对自己或他人构成危害,或者患者经历严重痛苦,则进行药物治疗。常用药物有非典型抗精神病药、抗抑郁药、抗癫痫药、镇静催眠药。

在抗痴呆药物和非药物管理的基础上,如果 BPSD 不严重,对患者及照料者无严重困扰,则加用西酞普兰或艾司西酞普兰等 5- 羟色胺选择性再摄取抑制剂(serotonin-selective reuptake inhibitor, SSRI)药物;如果以失眠为主要表现,则选用曲唑酮;如果 BPSD 严重,特别是严重激越和攻击行为可能会对患者及照料者造成严重危害或困扰时,则可应用非典型抗精神病药,首选用利培酮,如果足够用量和疗程而效果仍不明显,则可换用喹硫平或阿立哌唑甚至奥氮平;如果抗精神病药无效或不接受抗精神病药治疗,可根据需要选用卡马西平或加巴喷丁等抗癫痫药。

1. 非典型抗精神病药　常用的有利培酮、奥氮平、喹硫平和阿立哌唑,副作用大,包括死亡风险增加 1.6 ~ 1.7 倍,脑血管病风险增加 2 ~ 3 倍,另外还有心血管病、代谢异常、跌倒、锥体外系异常等。在美国,所有非典型抗精神病药均未批准用于任何与 BPSD 相关的症状,但临床上仍普遍应用,以低剂量开始,缓慢滴定,尽早停药;对于应用 4 周无明显疗效的患者,需逐渐减量至停药;对于有明显疗效的患者,应在 3 ~ 4 个月后逐渐减量至停药,除非基线状态特别严重,否则停药后 BPSD 并无明显加重。抗精神病药可明显增加 DLB 患者的死亡风险,应尽可能避免,喹硫平的副作用较其他抗精神病药小,可从小剂量开始应用。

(1)利培酮:为多巴胺、5- 羟色胺、去甲肾上腺素受体拮抗剂,是研究最多的用于 BPSD 的非典型抗精神病药。对精神症状、激越及 BPSD 整体症状均有效。

优点:镇静作用轻微,体重增加较少,代谢和抗胆碱能副作用均较少。

副作用:剂量相关性锥体外系症状、高催乳素血症、骨质疏松、直立性低血压及对代谢的影响。

用药方案:初始剂量 0.5mg/d,睡前 1 次口服,连用 4 日,第 5 日开始采用第 1 个目标剂量 1mg/d,必要时第 14 日开始增量到第 2 个目标剂量 1.5mg/d,连用 8 日达总用药时间 21 日时再次评估疗效;如部分有效可持续到第 28 日再次评估,必要时可增加至 2mg/d。体质弱者每个阶段的药量均减半。

(2)奥氮平:为多巴胺和 5- 羟色胺受体拮抗剂,能降低精神和行为方面的症状,主要改善激越症状。但副作用较明显,包括镇静、体重增加、代谢综合征、直立性低血压、锥体外系症状、抗胆碱能作用。与其他非典型抗精神病药相比,奥氮平对代谢影响较大,并有更强的抗胆碱能作用,常常不作为首选。

(3)喹硫平:多巴胺、5- 羟色胺受体拮抗剂,去甲肾上腺素再摄取抑制剂。

副作用:镇静、直立性低血压,锥体外系症状发生风险低(可忽略不计),具有最小的抗胆碱能作用,对代谢的不利影响较小。

用药方案:初始剂量 25mg/d,分两次口服(早和晚各 1 次),逐渐滴定达第 1 个目标剂量 100mg/d,如果效果不明显,可逐渐滴定至第 2 个目标剂量 200mg/d,体质弱者每个阶段的剂量减半。

(4)阿立哌唑:为多巴胺、5- 羟色胺受体部分激动剂,主要改善 BPSD 整体症状,因其作用机制不同,利培酮治疗无效的患者换用该药后仍可能有效。

副作用:轻度嗜睡且一般耐受性良好、没有明显的临床心电图异常、没有明显体重变化。

用药方案:初始剂量 2.5mg/d,每晚 1 次服用,每隔 2 日增加 2.5mg/d,第 7 日增加到第 1 个目标剂量 10mg/d,连用 7 日达总用药时间 13 日时评估,根据需要增加到第 2 个目标剂量 12.5mg/d,总用药时间达 21 日时再次评估。对体质弱者需减慢滴定速度。

2. 抗抑郁药 与其他药物干预相比,抗抑郁药的副作用更小,且抑郁与痴呆的共病率高,因此常用于治疗 BPSD。然而,抗抑郁药对 BPSD 疗效的证据不一致且有限,有些抗抑郁药治疗激越有效,而对痴呆中的抑郁、冷漠、焦虑或精神症状则疗效欠佳。抗抑郁药的常见副作用有焦虑、紧张、震颤、厌食症和跌倒等,几乎所有的抗抑郁药都会导致老年人低钠血症,因此,在应用抗抑郁药时建议检查基线血浆钠水平,并在开始或增加药物剂量后每 2 ~ 3 周检查 1 次,必要时修改治疗方案。

常用的抗抑郁药如下:

(1)西酞普兰及艾司西酞普兰:为 5- 羟色胺选择性再摄取抑制剂(SSRI),西酞普兰滴定至 30mg/d 时,可有效减轻 BPSD,但应特别注意其副作用(QT 间期延长)。因此,在 65 岁以上人群中使用时,剂量不应超过 20mg/d,同时处方中有其他引起 QT 间期延长的药物时更需慎重。西酞普兰起效较慢,达到最大效果的时间至少需要 9 周。有证据表明艾司西酞普兰对 BPSD 有效,且没有明显 QT 间期延长的副作用。

西酞普兰用药方案:初始剂量即为第 1 个目标剂量 10mg/d,上午 1 次服用,连续服用 8 日进行评估,需要时可增加到第 2 个目标剂量 20mg/d,连续服用 2 周再进一步评估。

(2)舍曲林:舍曲林的疗效证据不一致,但它的心脏安全性较好。

(3)帕罗西汀和三环类抗抑郁药:因其抗胆碱能副作用较大,通常应避免使用。

(4)曲唑酮:为 5- 羟色胺受体拮抗剂和受体激动剂,其主要的抗抑郁作用是通过直接阻断某些 5- 羟色胺受体,而弱的 5- 羟色胺再摄取抑制和受体激动作用是辅助作用,缺乏对胆碱能受体的亲和力(从而避免了与三环类抗抑郁药相关的许多副作用),但能产生强烈的拮抗组胺作用,促进镇静,这种镇静作用可能有助于减少易怒和激越。痴呆和睡眠障碍患者对睡前 50mg 曲唑酮的耐受性良好,可改善患者的睡眠。曲唑酮每日 150 ~ 300mg 能有效减少额颞叶痴呆患者的 BPSD。

(5)米氮平:为 5- 羟色胺和去甲肾上腺素再摄取抑制剂,尽管米氮平在治疗老年抑郁患者中发挥着重要作用,但有研究显示,15mg 米氮平对 AD 伴睡眠障碍的患者没有明显的治疗效果,可能还会使日间睡眠模式发生恶化。

3. 抗癫痫药 常用的有丙戊酸、卡马西平、奥卡西平、加巴喷丁。

(1)丙戊酸:为抗癫痫药和情绪稳定剂,但缺乏对痴呆患者激越和攻击行为的疗效,不建议用于 BPSD 的治疗。

(2)卡马西平:用于多种类型的癫痫,并作为双相情感障碍的情绪稳定剂。有研究表明,在不适合应用抗精神病药治疗的 BPSD 患者中应用卡马西平,在 6 周的治疗期内证明有效且其起效时间较西酞普兰快。

用药方案:初始剂量 100mg/d,分 2 次口服,连用 4 日,第 5 日开始增加至 200mg/d,连用 4 日后(即第 9 日)增加到第 1 个目标剂量 300mg/d,连用 7 日(即达用药第 15 日)时评估疗效,必要时增加到第 2 个目标剂量 400mg/d。

(3)奥卡西平:具有与卡马西平相似的药理学,但无证据显示对 BPSD 有明显疗效。

(4)加巴喷丁:加巴喷丁最初用于治疗癫痫,系列病例报告表明对 BPSD 有效,包括激越和攻击行为,伴或不伴脱抑制等,且起效相对较快(2 周内)。

用药方案:初始剂量 200mg/d,分 2 次口服,每隔 2 日增加 200mg/d,第 7 日时增加到第 1 个目标剂量 900mg/d,连用 7 日后(即用药第 13 日)评估疗效,必要时再进一步增量至 1 200mg/d,连用 2 日后增量到 1 500mg/d,再用 2 日增加到第 2 个目标剂量 1 800mg/d。

4. 苯二氮䓬类及其他镇静药 尽管苯二氮䓬类药物被广泛使用,但对 BPSD 的疗效证据有限,且存在严重不良反应,尤其是在老年人中易引起跌倒和骨折、急性认知缺陷。苯二氮䓬类药物也可产生耐受性和成瘾性。除非必要,如患者极度激越或有攻击行为且不适合其他干预的情况下,或者当短暂的应激环境可能诱发极度激越或攻击行为时,偶尔可以使用劳拉西泮 0.5mg,根据需要可每隔 4 小时重复使用,最大剂量为 2mg/d。氯硝西泮可用于治疗 REM 睡眠行为障碍。除这些特殊情况外,在治疗 BPSD 时应尽量避免使用苯二氮䓬类药物和非苯二氮䓬类镇静催眠药(唑吡坦、扎来普隆、右佐匹克隆)。对于已使用该药物的患者,除非近期有明确证据表明停药困难,否则应逐步停用。如需停药,为确保安全,应尽可能缓慢减量,整个停药过程至少持续 10 天。

(曹云鹏　田仰华　邢　怡)

第十节　认知障碍的三级预防

一、概述

AD 患者出现临床症状前 10～20 年,体内的生物标志物就已经开始发生变化,提示 AD 是一个复杂的慢性进展的系统性疾病,涉及多种因素和病理过程。基于这些理论,迫切需要将疾病管理的重点前移,从传统的药物干预转向早期精准预防,从依赖药物治疗阶段转向更加综合的管理策略,通过调控危险因素和采取非药物干预措施,延缓疾病的发生和进展。基于公共卫生领域的预防概念,提出旨在维持脑健康及延缓认知障碍发生发展的"三级预防"策略。

1. **第一级预防(病前期,易感期)**　是全生命周期干预,聚焦于通过识别和调整可调控危险因素,如改善生活方式和环境影响,来降低痴呆的整体发生率。

(1)目标:识别危险因素并进行早期干预,以防止认知障碍的发生。

(2)措施:识别可调控危险因素,如血管危险因素、不健康的饮食习惯、缺乏身体活动等;推广健康的生活方式,包括均衡饮食、定期体育锻炼,促进大脑健康;早期监控血管危险因素,包括监控血压、血糖、血脂等;进行公众科普教育,提高公众对 AD 的预防意识和对早期预防措施的认识。

2. **第二级预防(病中期,发病前期)**　第二级预防着重于早期识别和干预,利用辅助检查手段识别高风险个体,通过提前介入延缓疾病进展,包含了 AD 的"临床前期"及"轻度认知障碍期"。

(1)目标:通过早期基于生物标志物的精准诊断,尽早识别认知障碍并开展早期干预治疗。

(2)措施:定期进行认知功能的筛查,尤其是对于有遗传倾向或其他危险因素的高危个体;利用先进的医学技术,如神经影像、脑脊液或血液生物标志物检测等,来帮助早期诊断;对于临床前期或轻度认知障碍期人群,即刻介入,使用适宜的药物和非药物措施进行早期干预。

3. 第三级预防(病后期,发病期及转归期)　第三级预防致力于为已确诊痴呆的患者提供综合治疗和护理,以减轻症状并提升生活质量,包含了AD"痴呆期"的早期、中期和晚期。

(1)目标:对已经出现认知障碍(痴呆)的患者进行对症治疗,改善或缓解症状,提升生活质量,降低残疾发生率及死亡率。

(2)措施:实施针对性的医疗措施,包括药物治疗、物理治疗和认知康复等;提供心理支持和社会服务,帮助患者和家庭适应疾病带来的改变,改善患者生活质量;教会护理者和家属正确的护理方法,有效管理患者的日常生活和行为问题。

二、第一级预防

美国心脏协会提出的"生活简单七项指标"不仅对维护心血管健康至关重要,同时也是维持脑健康的基石。这些指标包括不吸烟、积极参与体育活动、采用健康饮食、保持理想体重、维持理想的血压、维持理想的总胆固醇水平和维持理想的血糖水平,均有助于减少痴呆和其他认知障碍的风险。《脑认知健康管理中国专家共识(2023)》提出针对脑认知健康管理的适宜人群进行推荐与筛查,分层评估为不同等级的风险人群,进行个性化的健康管理与定期随访。该共识的推出与落实将有助于从源头实现 AD 的早期预防、诊断与干预。

AD 的危险因素可分为不可调控危险因素和可调控危险因素。不可调控危险因素主要包括年龄、性别、家族史及遗传史,其中增龄是主要的危险因素;可调控危险因素涉及生活方式及环境、教育水平、血管危险因素等。

2020 年,首个 AD 国际循证预防指南在 *Journal of Neurology, Neurosurg, and Psychiatry* 上发表,首次提出了包含 21 条循证依据支持的干预建议,特别是其中的 10 项建议得到了 A 级证据的支持。这些建议覆盖了多种与 AD 预防相关的因素,包括认知活动、老年期体重指数、糖尿病、脑部损伤、中年期高血压、直立性低血压、高同型半胱氨酸血症、抑郁、压力及教育水平。2024 年,《柳叶刀》杂志更新了痴呆预防报告,汇总了 14 个可干预的痴呆危险因素,包括教育水平较低、听力受损、高血压、吸烟、肥胖、抑郁、缺乏运动、糖尿病、过度饮酒、创伤性脑损伤、空气污染、社交孤立、视力受损及低密度脂蛋白(LDL)升高。本次报告在 2020 年版本的基础上,新增了未经治疗的视力受损和高 LDL 水平作为痴呆危险因素的证据,并强调了全生命周期干预危险因素以预防痴呆的观点。

尽管已经确定了许多危险因素,现阶段还缺乏有力的随机对照试验(randomized controlled trial,RCT)证据来证明调控这些危险因素能有效预防痴呆,大部分支持预防痴呆的策略都是基于观察性研究证据。尽管如此,对于个别患者而言,从中年或晚年,甚至整个生命周期,开始采取的一些干预措施可能会给脑健康带来综合益处。

1. 教育 / 认知刺激 较高的教育水平与痴呆风险降低相关,并且多种认知干预对健康成人的认知有短期积极作用。童年和青年期接受高等教育可能有助于晚年的认知能力维持。

2. 听力障碍 基于大型前瞻性队列人群的长达约 10 年的随访观察发现,听力障碍人群的痴呆发病率是听力正常人群的 1.8 倍。关于使用助听器来治疗听力损失并作为预防痴呆的手段这一观点,目前的研究证据相对复杂,结果并不一致。

3. 心血管危险因素

(1)降压治疗:高血压可能增加血管性痴呆和 AD 的风险,但降压治疗是否能降低这些风险尚不明确。有研究发现血压和认知及 AD 病理之间的关系存在显著的年龄特异性:中年时期的高血压显著增加认知损伤风险,而这一作用在老年时期则并不明显;相反,老年时期血压过低似乎对认知及大脑更不利;而高脉压(收缩压 – 舒张压)无论是在中年人群还是老年人群中,均显著增加认知损伤风险。

(2)降脂治疗:高脂血症可能与 AD 有关,但目前也未确定他汀类药物在痴呆或 AD 治疗中的作用。

(3)降糖治疗:研究表明,糖尿病甚至糖尿病前期和糖尿病相关生化指标的变化,预示认知障碍和痴呆的发病率升高。

4. 生活方式 根据流行病学证据和生物合理性,鼓励患者保持或增加体力活动/锻炼、认知相关休闲活动和社交互动。

(1)体力活动/锻炼:纵向研究和荟萃分析指出,规律的体育活动能显著降低痴呆的风险。此外,体力活动的时间也很重要,晚年的体力活动与认知表现有明确相关性,但以上情况需要考虑到可能存在逆向因果关系。定期进行中度至剧烈的身体活动(使人出汗的活动)能降低痴呆风险。

(2)饮食:观察性研究支持地中海饮食、DASH 饮食及 MIND 饮食对预防痴呆的保护作用。

(3)饮酒和吸烟:多项研究表明,与完全禁酒相比,轻度至中度饮酒可能有一定的保护作用。然而,有些研究表明,大量饮酒或酒精使用障碍会增加痴呆风险。

(4)社交隔离:纵向研究表明,在中年和老年时期频繁的社会接触与降低痴呆风险有关,但需要注意的是,痴呆可能导致社交隔离,而不是社交隔离导致痴呆。

5. 抑郁 抑郁可能是痴呆的一个预测因素、痴呆的早期迹象或共存的疾病。复旦大学郁金泰团队研究发现,抑郁作为重要的可调控危险因素,可能增加 51% 的老年痴呆风险,其中积极抗抑郁治疗的人群发生痴呆的风险显著低于未治疗的人群。

6. 睡眠障碍 睡眠障碍与所有原因的痴呆、AD 和血管性痴呆的风险增加有关。研究发现,夜间睡眠时间与 AD 病理发生之间存在 U 型关系,日间功能障碍(如白天经常犯困)、夜间睡眠不足或睡眠过多均可增加认知障碍发生风险,而每晚睡 6 ~ 7 小时可降低认知障碍发生风险。

7. 谵妄 谵妄是一种急性发生的意识内容混乱状态,影响高达 50% 的住院患者及 80% 的重症监护病房患者,是随后发展为痴呆的一个可能的、可调控的独立危险因素。

除了以上广泛认可的危险因素,基于大型前瞻性队列,还有研究发现了基础代谢率、瘦体重、电脑使用情况、户外暴露时长和是否挑食 5 个新增 AD 危险因素。此外,血细胞指标和贫血与痴呆发病风险、脑结构变化存在广泛关联,贫血与全因痴呆风险增加 56% 相关,提示全身性疾病和多种生物过程对痴呆的发病有促进作用。

总体来说,第一级预防作为一个全面的公共健康策略,主要包括提前介入改善生活方式、对可调控危险因素进行控制与管理、在人群中普及脑健康知识,需要社会各界(包括公众、政策制定者及各级医院医护团队)共同参与,在全人群中降低痴呆和其他认知障碍的发生率。

三、第二级预防

第二级预防着重于及时预测、诊断早期 AD,力求在临床症状出现前干预。

2018 年 AA 联合 NIA 更新了 AD 的诊断指南,引入了 ATN 诊断框架。该诊断框架依据 β 淀粉样蛋白(Aβ)沉积、病理性 tau 蛋白及神经退行性病变这三方面来评估。ATN 诊断框架强调 AD 病理的连续性变化,不再将轻度认知障碍和 AD 视为独立的疾病状态,而是将它们归属于"AD 疾病谱"的不同阶段,从临床前到痴呆的不同发展阶段。

基于这一框架,AD 的第二级预防主要关注通过生物标志物实现 AD 早期预测、早期诊断,并在症状出现之前对高风险的无症状个体进行干预,目的是阻止或延缓认知功能的下降。显性遗传性阿尔茨海默病网络协会的研究显示,脑脊液中的 Aβ 变化最早开始发生(大约在症状出现前 25 年),接着是脑脊液中的 P-tau181 增高(在估计症状出现前 10 年以上),之后是皮质代谢降低(7 ~ 10 年后),最后才是认知功能下降和海马萎缩(约 20 年后)。这一发现指出,针对这些生物标志物及病理学的早期干预是改变疾病进程的重要策略。因此,AD 的临床前阶段将极可能成为治疗或干预的理想时机。

然而,如何进行有效的早期干预尚无明确的推荐方案。尽管 ATN 诊断框架提出了在临床前对 AD 进行干预的希望,但由于国内大多数医院在患者来源、检测技术及设备配置等方面存在限制,ATN 诊断框架在临床实践中的常规应用受阻。2024 年,AA 更新了诊断标准,新标准将 AD 临床分期扩展至 0 ~ 6 期 7 个临床阶段,纳入了基因决定的 AD 患者(包括常染色体显性 AD 和唐氏综合征 AD),进一步将 AD 临床诊断与早期预防、干预的窗口前移。然而,几项针对临床前 AD 的无症状受试者的第二级预防试验结果并不理想。

例如,与安慰剂相比,靶向 Aβ 的单克隆抗体苏兰珠单抗(solanezumab)和甘特珠单抗(gantenerumab)均未能减缓遗传性 AD 无症状受试者的认知功能下降,并且在多个认知功能次要结果指标上也未观察到明显的治疗效益。

四、第三级预防

第三级预防专注于多靶点干预策略,以阻滞或减缓 AD 的病理进程,并通过适当的管理措施预防并发症并提高患者的生活质量。

AD 作为我国的一项重大慢性疾病,其第三级预防措施发挥关键作用。对于 AD 患者,第三级预防的目的在于减轻 AD 症状,通过有效的对症治疗和综合康复措施,减少并发症的发生,降低疾病的致残率,提高患者的生活质量。

在面对痴呆患者时,医护人员应遵循以人为本的原则,综合考虑患者的医疗、认知、心理、环境、文化和社会状况,为患者制订个性化的干预计划,同时帮助患者获得家庭成员、照料者的情感支持和实际需求支持,为未来的治疗奠定基础。针对这一疾病的复杂性,干预措施应当跨学科合作,医护人员、心理专家及社会工作者等共同合作为患者制订包括药物治疗、心理社会支持和日常生活辅助在内的综合治疗方案,以维持或增强患者的日常功能和心理健康。在实践中,应注意以下几点。

1. 个性化治疗　根据患者的具体病情、生活环境及家庭支持状况,制订个性化的干预计划。

2. 家庭教育与社会支持　充分利用家庭资源和社会支持系统,优化环境,进行必要的安全改造,预防跌倒事故;建立支持网络,定期沟通和分享照护经验,为患者及其家人提供教育和情感支持。

3. 长期监测与调整　痴呆的进展具有不确定性,常伴随有行为精神症状,需要定期评估干预效果,并根据患者状况调整治疗策略。

4. 多学科综合干预、提高患者生活质量　结合康复科、心理科、护理等多学科团队,协同开展康复训练、心理辅导、照料护理等,激发和维护患者的日常活动能力,鼓励患者参与音乐活动、园艺等活动,以提升其生活质量等。

AD 常见的并发症有吞咽困难、营养不良、感染和压疮等,显著增加患者死亡风险。三级预防策略中,重点是全面管理与护理措施,如营养评估与改善、皮肤护理预防压疮、物理治疗和语言治疗及对患者和照料者的教育。肠内营养在重度 AD 患者中的应用存在争议，现有证据未能明确显示其能改善长期生存率，反而可能影响生活质量。痴呆患者数量增多，已成为全球第五大死亡原因，随着病情发展，适时启动姑息治疗可能有助于提升患者生活质量。合理的预先护理计划有助于减少护理决策中的不确定性，但需家庭成员和护理人员共同讨论，以适应病情演变和患者意愿的不确定性。

综上所述，AD 的三级预防策略重点关注 AD 疾病谱的连续性病理过程，并针对每个发展阶段提供相应的预防措施。

（黄钰媛）

第十一节 病例随访制度

引起认知障碍的疾病大多是慢性进展性的，应进行有计划、有规律的随访。精神行为症状的波动、药物副作用、病情加重、出现并发症等都需要随访并调整治疗方案。如果开展临床研究，也需要进行病例随访。建立规范的病例随访制度，有助于及时修正诊断和调整治疗，为患者、家属或照料者提供及时的教育和指导。

一、病例随访的目的

1. 修正诊断 根据症状体征和影像学的变化，及时修正诊断。通过随访发现患者病情进展和变化，或使用改进的诊断方法如新的生物标志物，及时修正既往诊断。

2. 发现不良反应、并发症。

3. 调整治疗 随着病情进展，需要调整治疗方案，如从 MCI 发展到轻度痴呆，可加用 AChEI，病情发展到中重度痴呆，可加用 NMDA 受体拮抗剂等。患者用药后可能出现副作用，患者或家属可能会自行停药，在副作用缓解后，需要重新启动药物治疗或者调整药物使用。

4. 给予支持和指导 在病情发展过程中，很多患者会出现行为精神症状，如淡漠、激越、易激惹、幻觉、妄想、焦虑、抑郁等，会明显影响患者和家属的情绪和生活质量,甚至出现患者走丢、伤人或自伤等安全问题,需要医师给予药物和非药物治疗,提供照护知识、心理支持、应对策略等指导。

5. 研究需要　临床研究设定了治疗期和观察期,需要患者定期按照研究方案随访,在每次随访中完成研究方案设定的内容。

二、病例随访的频率

一般根据病情在初次治疗后 4～6 周进行第一次随访,有些地方医保规定出院带药只能带半个月常用量,这种情况下,医师也可根据实际情况调整首次随访时间为 2 周。药物剂量稳定和副作用缓解后,通常每 3～6 个月随访一次,至少每年一次。如果症状不稳定、药物加量过程中出现副作用,或患者伴有行为症状,可以缩短随访周期,根据随访目的、配药周期、药物起效时间、症状严重程度、治疗依从性和患者及家属意愿等调整随访周期。

三、病例随访的主要内容

随访时建议家属或照料者带患者来医院,如患者不配合就医或不方便就医,则主要依靠家属或照料者提供病情信息,建议通过视频通话或提前录制视频的方式,让医师了解患者现状,以便更加充分地评估病情、作出判断。

1. 新的症状和体征　如患者出现新的症状和体征,需要评估其病因,判断是原有疾病病情加重导致,还是出现了合并症,明确是否需要修正诊断,根据病情进一步评估以明确诊断。

2. 治疗依从性　评估患者是否按照医嘱和治疗计划用药、加量。

3. 检查和治疗的副作用　患者使用 AChEI 后可能出现恶心、呕吐、腹泻、心率降低等症状,需要医师指导下停止药物加量或减量,甚至暂停药物使用。使用抗精神病药时,需要监测血压、血糖、锥体外系症状。如患者接受了腰椎穿刺检查,短期随访时应观察是否出现体位性头痛等颅内低压综合征的表现。使用 Aβ 单抗时,需要随访观察有无输液反应、神经系统症状,按照方案复查颅脑 MRI 以检测有无淀粉样蛋白相关影像学异常(ARIA),并调整治疗。

4. 评估认知功能　可以借助神经心理评估工具如 MMSE、MOCA 等评估认知功能。

5. 评估日常生活活动能力 评估患者是否需要照护,并为患者和家属提供建议。

6. 合并存在的躯体、行为、精神心理、抑郁等问题 老年人存在合并症较常见,需要评估患者是否合并精神心理症状(幻觉、妄想、焦虑、抑郁等)、行为症状(奔走、夜间行为紊乱、激越、易激惹、攻击性等)、帕金森综合征、高血压/糖尿病等血管危险因素、其他的慢性病(如慢性阻塞性肺疾病、关节炎等)。需要评估患者的营养状态,自我照料差或饮食摄入少都可能导致营养不良。

7. 评估有无运动障碍和跌倒风险 痴呆患者的运动功能障碍,尤其下肢和躯干运动障碍所致平衡功能障碍和行走能力受损,会增加跌倒风险。通过病史询问、神经系统体格检查和康复评定,明确运动功能障碍产生的原因和性质,进行下肢肌力、身体平衡和行走步态的康复评定,对制订康复治疗方案至关重要。如存在跌倒风险,评估相关病因并给予治疗建议,提供防跌倒宣教,必要时可进行辅具或康复治疗。

8. 安全/潜在的事故、外伤风险 采取相应干预措施,如限制驾驶、操作电器、做饭等。

9. 有无需要紧急处理的行为症状 如经过非药物治疗,行为精神症状仍持续,或对自己、照料者或他人有紧急的安全威胁,建议给予抗精神病药治疗。

10. 影像随访 如果诊断明确,不强制要求定期复查影像。如病情出现变化,对原有诊断产生疑问或发生合并症时,可能需要复查影像;临床研究方案中如果需要影像随访,可知情同意后按照方案进行;随着淀粉样蛋白抗体获批及临床投入使用,ARIA 是其主要副作用,监测影像变化有助于及时发现这些影像改变并作出相应处理。阿杜卡单抗说明书建议,除基线(入组时或用药前)MRI 检查外,还应于第 5、7、9、12 次用药前行颅脑 MRI 检查,以及时发现 ARIA。仑卡奈单抗使用后第 5、7、14 次用药前建议行颅脑 MRI(包括 T_1WI、T_2WI、FLAIR、DWI、SWI 序列或 T_2^* 序列)。除上述预定的 MRI 检查时间点外,一旦患者出现不适症状,如头痛、呕吐、恶心、意识模糊、头晕、视力障碍、步态障碍、平衡障碍、震颤、短暂性脑缺血发作、新发癫痫样发作或显著且非预期的急性认知功能减退等,应及时复查 MRI 检查。

11. 评估患者的决策能力 不能完全辨认自己行为的患者,需要指定代理人。

12. 评估照护负担、苦恼和风险　评估家庭和其他支持系统是否充分、是否需要照护相关的帮助。首先需要确定主要照料者，这是非常重要的，大多数情况下要有一个主要协调和提供照料的人。评估照料者是否存在照料上的烦恼或抑郁情绪，必要时给予药物和非药物干预。了解是否有专职 / 雇佣的照料者，评估家庭是否因照料患者丧失收入、陷于经济困难。评估是否需要残疾评定，建议和当地的痴呆协会 / 支持服务机构建立联系，寻求民政支持、医疗费用补助等。

四、病例随访的评估工具

随访治疗效果和病情变化需要个体化、多维度评估，在认知障碍的专科门诊或各类研究中，医师可以根据工作需要、熟悉程度、可及性选择适宜的量表进行评估（表 4-11-1）。

表 4-11-1　病例随访的评估工具

功能评估	适用于药物临床试验或临床干预研究	适用于临床实践
认知功能评估	阿尔茨海默病评定量表 - 认知部分（ADAS-Cog）、严重障碍量表（SIB）	简易精神状态检查（MMSE）是评估认知功能变化的基础工具，但对检测早期的认知功能减退可能不够敏感；其他评估工具还包括改良 MMSE、蒙特利尔认知评估量表（MoCA）、Rowland 大学痴呆评定量表（RUDAS）或画钟测验（CDT）等
独立性功能评估	工具性日常生活活动（IADL）能力评估、日常生活活动（ADL）能力评估	
	阿尔茨海默病协作研究日常生活活动（ADCS-ADL）量表、进行性恶化评分（PDS）	痴呆残疾评估（DAD）、功能评估分期量表（FAST）、社会功能问卷（FAQ）、老年人支持和服务多维度功能评估（OARS）和巴塞尔指数（Barthel 指数）等
行为评估	阿尔茨海默病行为病理评估量表（BEHAVE-AD）、神经精神量表（NPI）等	神经精神量表衍生问卷 NPI-Q（NPI 精简版）、老年抑郁量表（GDS）、康奈尔痴呆抑郁量表、患者健康问卷（PHQ-9）等

功能评估	适用于药物临床试验 或临床干预研究	适用于临床实践
全面评估	临床印象变化量表（CIBIC-Plus）、阿尔茨海默病协作研究 - 临床整体印象变化（ADCS-CGIC）、临床痴呆评定量表（CDR）等	老年人认知功能减退知情者调查问卷（IQCODE）、健康老龄化大脑护理监测问卷（HABC-Monitor）等
照料者负担	照料者负担是患者住院或住养护机构的主要决定因素，应给予随访评估，可用结构性评估量表如 Zarit 照料者负担量表（Zarit Burden Interview）	

五、病例随访的流程

病例随访的流程如图 4-11-1 所示。

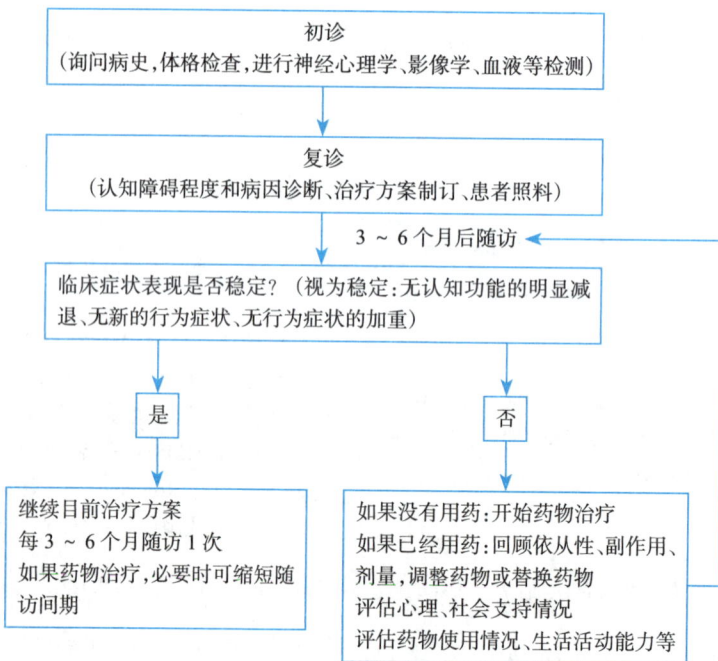

初诊
（询问病史，体格检查，进行神经心理学、影像学、血液等检测）

复诊
（认知障碍程度和病因诊断、治疗方案制订、患者照料）

3 ~ 6 个月后随访

临床症状表现是否稳定？（视为稳定：无认知功能的明显减退、无新的行为症状、无行为症状的加重）

是

否

继续目前治疗方案
每 3 ~ 6 个月随访 1 次
如果药物治疗，必要时可缩短随访间期

如果没有用药：开始药物治疗
如果已经用药：回顾依从性、副作用、剂量，调整药物或替换药物
评估心理、社会支持情况
评估药物使用情况、生活活动能力等

图 4-11-1　认知障碍的管理和随访流程

随访大多在门诊进行，对于个别有其他合并症需要短期住院或者长期住院的患者，可以在住院期间完成随访。

（卢佩琳）

第十二节 知情同意制度

一、伦理原则

《赫尔辛基宣言》制定了涉及人体受试者的医学研究伦理原则。涉及人体受试者的医学研究的首要目的是了解疾病的起因、发展和影响,并改进预防、诊断和治疗干预措施。即使是已被证实的最佳干预措施,也必须对其安全性、有效性、效能、可及性和质量进行研究,持续地评估。

医学研究伦理的总体原则是确保研究在科学性和道德性上符合国际规范,保护受试者的权益、安全和尊严。

二、需要知情同意的情景

所有临床研究均应通过科学性审查和伦理审查。以下两种情景均需要进行伦理审查,获得批准方可进行,在实施过程中,需要取得受试者的知情同意并签署知情同意书。

1. 药物临床试验或临床干预研究 研究人员需向受试者说明试验性质、试验目的、可能的受益和风险、可供选用的其他治疗方法、受试者的权利和义务等,使受试者充分了解后表达其同意。

2. 留取受试者的生物样本 对于采用生物样本的情况,研究人员必须寻求受试者对其采集、储存和/或二次利用的知情同意。

《中华人民共和国民法典》第一千零八条规定:"为研制新药、医疗器械或者发展新的预防和治疗方法,需要进行临床试验的,应当依法经相关主管部门批准并经伦理委员会审查同意,向受试者或者受试者的监护人告知试验目的、用途和可能产生的风险等详细情况,并经其书面同意。进行临床试验的,不得向受试者收取试验费用。"

临床研究过程中,医疗卫生机构及其研究人员要充分尊重研究对象的知情权与自主选择权。研究人员要充分告知受试对象或其法定代理人需要知情同意的内容。必须在确保潜在研究受试者理解了告知信息后,在取得受试对象或其法定代理人的知情同意后才能将其纳入临床研究,以上知情告知的内容最好以书面知情同意书的形式体现出来,并由受试者或其法定代理人签署,如果是限制民事行为能力的受试者,取得法定代理人的签名后,应尽量同时获得受试者的签名。如果不能以书面形式表达同意,非书面同意必须被正式记录并有见证。

三、知情同意书的主要内容

知情同意书需要包含以下内容:

1. **项目名称、版本号、版本日期**　如果更换版本,版本号和版本日期都需要更新。

2. **研究背景意义 / 研究目的**　包括国内外研究进展、研究意义和本研究的目的。

3. **研究过程 / 研究方法**　包括预期参加受试者人数、研究过程、相关干预手段(涉及药物的研究需要写明药物的用法用量、频率、途径等信息)、随访次数、相关的检查、可能被分配到试验的不同组别等情况。

4. **资金来源 / 研究费用**　需要写明该研究由谁提供资金;与临床常规相比,参与本研究是否有增加额外的检查或事项,这些事项是否会增加额外的费用,这些费用由谁承担;以及试验期间获得的免费诊疗项目和相关补助,包括试验用药物 / 器械及各类检查是否免费,是否提供交通补偿、营养补偿等,补偿金额、发放形式及频率等。

5. **任何可能的利益冲突**　如果存在相关利益冲突,需要说明。

6. **研究预期的获益 / 替代治疗**　描述受试者参与该项研究的获益情况。个人获益包括疾病得以好转、病痛减轻、获得与自身健康相关的知识、反馈相关检查结果等。社会受益包括研究人员获得对疾病或干预方式的新认知,例如疾病的起因、发展和影响;改进预防、诊断和治疗干预措施等。除了本研究的治疗方法,还应描述临床上其他的治疗方法。

7. **研究潜在的风险及相应的措施**　明确说明研究可能存在的风险及对受试者造成的不适。若发生与药物、手术等干预措施相关的不良事件,将采取何种应对措施。同时,详细告知受试者如感到不适,可通过哪些途径反馈情况、表达诉求、寻求帮助或提出投诉。

8. 损伤的赔偿与处理 若有保险,可予以说明。若无保险则需要写明如果发生与研究相关的损害如何处理,受试者是否能获得赔偿,如何赔偿。

9. 受试者的责任和义务 说明受试者需要如实提供有关自身病史及当前身体状况的真实情况,告知研究人员自己在本次研究期间所出现的任何不适,遵守指导、配合检查,不得服用或者饮用受限制的药物、食物等(知情同意书中需要详细列出受限制的药物和食物名称),告诉研究人员自己最近是否曾参与其他研究,或目前正参与其他研究。

10. 保密性、自愿性 说明对受试者参加研究及在研究中各环节的个人信息和相关资料的保密措施。如受试者提供的样本将以研究编号数字而非受试者的姓名加以标识;可以识别受试者身份的信息将不会透露给研究小组以外的成员,除非获得受试者的许可;所有的研究成员和研究申办方都被要求对受试者的身份及信息保密,受试者的档案如何保存,谁可以查阅受试者的个人资料。这项研究结果发表时,将不会披露受试者个人的任何资料。如果需要将受试者的数据分享给申办方、本国境内、第三方承包商和顾问,以及卫生监管机构和其他授权实体,或可能会涉及受试者的数据被转移至中国以外的国家,需要说明研究信息会被分享给哪些机构并取得受试者的同意。如果可能会有紧急情况下研究信息被披露给治疗医师和急救人员,需要说明并取得受试者同意。

说明受试者参加该临床研究的自愿性:受试者可以选择不参加本项研究,或者可以在任何时候通知研究人员要求退出研究,受试者的数据将不纳入研究结果,他的任何医疗待遇与权益不会因此而受到影响。如果受试者需要其他治疗,或者他没有遵守研究计划,或者发生了与研究相关的损伤,或者有任何其他原因,研究人员可以终止受试者继续参与本项研究。

11. 研究人员的机构隶属关系、联系人和联系方式 提供研究人员所属机构,研究项目联系人的姓名和联系方式、地址,说明受试者可以随时了解与本研究有关的信息资料和研究进展,如果有与本研究有关的问题,或在研究过程中发生了任何不适与损伤,受试者可以随时与研究人员联系;如果受试者对作为一名参加研究的受试者的权益有任何疑问,可联系医院伦理委员会(知情同意书上需同时注明伦理委员会的联系方式)。

12. 研究结束后的条款以及任何与研究有关的其他信息 说明研究如果被停止 / 结束或受试者退出研究,下一步会发生什么;以及任何与研究相关的其他信息。

13. 受试者和法定代理人签名 签名页包括受试者签名,如果受试者是限制民事行为能力人,需法定代理人签名。

临床试验的知情同意会有该试验标准化的知情同意书,主要也是包括以上这些内容。

四、限制民事行为能力人的知情同意

《中华人民共和国民法典》第二十二条规定:"不能完全辨认自己行为的成年人为限制民事行为能力人,实施民事法律行为由其法定代理人代理或者经其法定代理人同意、追认;但是,可以独立实施纯获利益的民事法律行为或者与其智力、精神健康状况相适应的民事法律行为。"

对无知情同意能力的潜在受试者,研究人员必须寻求其法定代理人的知情同意。上述潜在受试者绝不能被纳入一个不可能带给他们益处的研究中,除非研究旨在促进该潜在受试者所代表的人群的健康,且研究不能用有知情同意能力的受试者来替代进行,同时研究对其仅造成最小风险和负担。

当一个被认为无知情同意能力的潜在受试者能够作出赞同参加研究的决定时,研究人员除了寻求法定代理人的同意,还必须寻求该受试者的赞同意见。应对该潜在受试者作出的不赞同意见予以尊重。

(卢佩琳)

第五章
认知障碍诊疗中心人才体系建设

认知障碍领域专业人才合理配置和体系化培养是建设规范化高水平的认知障碍诊疗中心(简称认知中心)的核心要素。认知障碍涉及神经病学、精神病学、临床心理学、老年医学、临床检验学与影像学等相关学科。随着脑科学研究与认知障碍临床诊疗技术的快速进展及神经精神疾病谱的变化,对该领域的临床专业人才需求紧迫,但目前我国存在认知障碍领域专业人员数量不足、岗位设置与资质标准尚不统一、专业人员缺乏系统培训及资格认证等问题,认知障碍临床专科建设和人才体系亟待完善。根据认知中心建设的目标和任务,探索建立适合我国国情的认知障碍专科人才培养体系,建立多学科协作的临床诊疗与管理专业团队,以期不断提升认知障碍的诊治能力与管理水平,更好地为区域认知障碍患者提供全方位、均质化的诊疗服务,同时也为神经认知障碍相关疾病的临床研究和学科建设奠定坚实的基础。

第一节　认知障碍诊疗中心的人员配置

认知中心的专科人员配置主要围绕认知障碍相关疾病的核心医疗服务和学科建设展开,确保中心团队具备全面的专业能力和高效服务的协作机制。

一、认知专科医师

认知专科医师是认知中心专业团队的核心,应具备神经病学和精神病学等专业知识和丰富的临床经验,主要负责患者的评估、诊断、治疗,制订认知康复方案。可对随访患者进行长期随访管理;开展患者健康教育;组织学术交流和继续教育,培训和指导尚未取得本专科资质的医师;开展认知障碍相关疾病的临床研究等。认知专科医师应具有神经病学、精神病学、老年医学、精神病学或内科学的临床执业医师资格,3 年及以上的临床从业经历,有 1 年及以上高级认知中心的临床实践或 2 个月以上高级认知中心的专科进修培训经历,经考核合格,取得认知专科医师资质证书。

二、心理测评员

心理测评员应掌握神经病学基本知识和临床心理学专业知识和技能,主要负责神经心理评估,包括认知功能、行为精神、日常生活活动能力和总体功能等评估,为专科医师的诊断、治疗提供参考;为患者及其照料者提供心理支持和认知康复干预治疗。心理测评员应具备三级和二级医院临床医学、康复医学、护理学、心理卫生等专业从业背景,并有 6 个月以上高级认知中心的临床实践或 2 个月以上临床心理测评培训经历,经考核合格,取得临床心理测评员资质证书。

三、认知康复员

认知康复员应掌握神经病学基本知识和康复医学等专业技能,主要负责认知功能评估与训练、生活方式干预、神经调控等非药物认知干预;开展认知障碍的健康管理与科普宣传工作。认知康复员应具备三级和二级医院临床医学、康复医学、护理学、心理卫生等专业从业背景,并有 6 个月以上高级认知中心的认知康复临床实践或 2 个月以上认知康复员培训经历,经考核合格,取得认知康复员资质证书。

四、认知专科护士

认知专科护士应掌握神经精神病学基本知识、认知障碍照护及健康管理专业技能,主要负责认知障碍患者的护理和照料者指导;建立远程患者全程照护会诊流程,实现认知障碍全程照护管理的同质化;辅助开展认知障碍评估、心理辅导、认知康复,以及患者登记、随访、数据录入和全程管理;开展全程照护技能培训、社区脑健康指导、认知障碍筛查和科普宣传工作。

认知专科护士应受过护理学高等教育,从事神经精神专科护理工作 3 年以上,并有 6 个月以上高级认知中心的临床护理实践或 2 个月以上认知专科护理进修培训经历,经考核合格取得认知专科护士资质证书。

(章军建　苏　颖)

第二节　认知障碍诊疗中心的专业人员培训

一、培训目标与内容

1. 培训目标　认知中心的专科人才培训体系建设,主要围绕认知障碍及相关疾病临床诊疗所需的基本专科知识和技能展开,是涉及不同岗位的多学科、多层次的综合性培训过程,旨在培养具备坚实的认知障碍及相关疾病的专业理论知识、熟练的临床技能和高度人文关怀的专业技术人才。结合我国医学教育和医疗服务体系岗位设置现状和发展趋势,应充分利用相关临床专业学科和医学继续教育资源,逐步完善神经认知专业的人才培养体系。

2. 培训内容

(1)认知障碍及相关疾病基础知识:包括认知神经科学的基本原理、认知障碍的分类和诊断方法,以及相关的神经病学、临床心理学、康复学、护理学和影像学知识。通过学习这些基础知识,专业人员能够更好地理解认知障碍的临床特征和发生机制,为临床实践提供坚实的理论基础。

(2)专业技能与临床实践:专业人员需要学习如何进行认知功能、行为精神和日常生活活动能力评估,使用各种评估工具和量表、相关临床诊断技术全面评估患者的脑高级功能、制订规范合理的疾病诊断与治疗方案。此外,还需要掌握认知康复和心理支持的方法和技能,包括制订个性化的康复计划、实施康复训练及评估康复效果等。通过实践操作和模拟演练,专业人员能够熟练掌握这些技能,并能够在实际工作中灵活运用。

(3)人文关怀和沟通技巧:除了专业知识和技能的学习,认知中心的专业人员还需要培养人文关怀和沟通技巧,与患者及家属建立良好的沟通和信任关系,了解患者及其照料者的需求和困扰,为其提供心理支持和情绪疏导。培训内容通常应包括沟通技巧,以及社会、伦理和法律等相关内容。

二、培训方式与方法

(一)线上培训

认知障碍疾病专科能力建设项目培训专家组统一规划培训课程提纲和视频课程,核心高级中心和培训基地经认证提供线上培训。

1. 利用网络平台进行基础和专科知识学习。

2. 观看教学视频和专家讲座视频等。

3. 线上病例分享与讨论。

(二)线下培训

认知障碍疾病专科能力建设项目培训专家组认定的核心高级认知中心和培训基地提供线下培训。各高级认知中心申报的国家级继续教育项目的培训课程也可纳入学时认证。

1. 举办短期培训班,开设面授课程,专家授课。

2. 举办专题研讨会、病例分享与讨论会等,提供实践机会。

3. 实践操作与模拟演练培训。

4. 高级认知中心和培训基地临床专科进修。

(三)进阶学习

包括认知障碍疾病专科能力建设项目培训专家组认定的核心高级认知中心和培训基地举办的全国或区域神经认知疾病继续医学教育项目、学术论坛、研讨会等,可纳入学时认证。

1. 参加国内外学术会议、专题研讨会等。

2. 核心高级认知中心短期研修。

3. 参与核心高级中心主持的临床研究。

三、培训课程设置

(一)认知专科医师培训

认知专科医师应具有 1 年以上高级认知中心的临床实践和/或 2 个月的神经认知专科进修培训经历,修完以下主干培训内容,经认知障碍疾病专科能力建设项目授权有专科培训基地资质的核心高级认知中心考核合格,授予认知专科医师资质证书。

1. 基础知识课程(65学时)

(1)认知功能的神经心理与生物学基础。

(2)认知障碍的病因、病理及分类。

(3)认知障碍的神经心理评估。

(4)认知障碍的体液生物标志物检测。

(5)认知障碍的神经影像学检测。

(6)认知障碍的诊断流程与鉴别诊断。

(7)移动互联网技术在认知障碍诊疗中的应用。

(8)阿尔茨海默病。

(9)血管性认知障碍。

(10)其他类型的老年期痴呆。

(11)快速进展性痴呆的诊断与鉴别诊断。

(12)主观认知下降。

(13)BPSD的评估与干预。

(14)认知障碍的药物治疗。

(15)痴呆的非药物干预。

(16)认知心理学。

(17)认知障碍的预防与全程管理。

(18)认知障碍的临床研究:临床研究队列建设与数据库管理。

(19)认知障碍患者生物样本库建设。

(20)阿尔茨海默病常用实验技术。

2. 专业技能与临床实践课程(16学时)

(1)认知评测技术:痴呆的神经心理量表筛查与评估。

(2)认知康复技术:认知康复训练、认知重构与生活能力康复训练等技术。

(3)认知障碍的病史采集与体格检查。

(4)跨学科合作与沟通:与其他学科成员(如神经科医师、精神科医师、康复师等)沟通与合作,共同制订诊疗方案。

(5)病例分析与讨论:典型认知障碍病例分析,讨论诊断思路和治疗策略。

(6)模拟诊疗演练:通过模拟真实诊疗场景,学员角色扮演,提高临床实践能力。

(二)心理测评员培训

心理测评员应有6个月以上高级认知中心的临床实践或2个月以上临床神经心理评估培训经历,修完以下主干培训内容,经考核合格取得心理测评员资质证书。

1. 基础课程(36学时)

(1)脑与认知的神经心理学基础。

(2)认知障碍的临床评估与诊断流程。

(3)常见痴呆的临床特征与治疗。

(4)神经心理学评测概论。

(5)各认知域的神经心理评估。

(6)痴呆的情绪与行为评估。

(7)痴呆的认知训练与康复。

(8)痴呆的行为疗法与情绪管理。

(9)痴呆的日常生活活动能力评估与训练。

(10)家庭与照料者的支持与教育。

(11)认知障碍数字疗法的理论与实践。

2. 专业技能与临床实践课程(16时)

(1)MMSE和MoCA的评测。

(2)临床痴呆评定量表(CDR)的评测。

(3)NPI的评测。

(4)ADL的评测。

(5)模拟与讨论:与患者及家属的沟通技巧。

(6)家庭与照料者的支持与教育。

(7)电子化神经心理评估操作示范及注意事项。

(三)认知康复员培训

认知康复员应有6个月以上高级认知中心或康复科的神经康复实践和/或2个月以上神经认知康复培训经历,修完以下主干培训内容,经考核合格取得认知康复员资质证书。

1. 基础课程(44学时)

(1)脑与认知的神经心理学基础。

(2)认知障碍的临床评估与诊断流程。

(3)常见痴呆的临床特征与治疗。

(4)神经心理学评测概论。

(5)认知功能评测。

(6)痴呆的情绪与行为评估。

(7)痴呆的行为精神症状的管理与康复。

(8)痴呆的日常生活活动能力评估与训练。

(9)认知心理学基础。

(10)认知干预的理论基础。

(11)认知康复的临床实践。

(12)运动疗法与认知障碍康复。

(13)认知障碍的物理治疗。

(14)认知障碍数字疗法的理论与实践。

(15)认知障碍照护技能。

(16)认知障碍社区康复管理的防控体系。

(17)数字化评估康复系统。

(18)认知康复前沿与进展。

(19)家庭与照料者的支持与教育。

2. 专业技能与临床实践课程(16学时)

(1)认知功能与日常生活活动能力的评测。

(2)认知训练实操(含案例)。

(3)认知康复物理干预。

(4)认知障碍营养干预。

(5)认知障碍运动干预。

(6)模拟与讨论:照料者的康复指导。

(四)认知专科护士培训

认知专科护士应具有护士执业资格,在神经内科和/或神经外科、老年医学科、康复医学科工作满3年及以上;并具有6个月以上的高级认知中心临床实践经历,或完成2个月核心高级认知中心临床进修培训,修完以下主干培训内容,经考核合格,授予认知专科护士资质证书。

1. 培训形式 线上基础课程学习(3个月内);线下专业技能和实操课程培训(2日);临床进修2个月(已有6个月及以上高级认知中心临床工作或进修实践经历者不作要求)。

2. 培训内容

(1)基础课程(30学时)

1)脑与认知的神经心理学基础。

2)痴呆的临床表现与评估诊断流程。

3)常见痴呆的临床特征与治疗。

4)认知障碍的评估与筛查流程。

5)认知障碍患者情绪和行为、日常生活活动能力评估与护理。

6)认知障碍的睡眠与营养风险评估与护理。

7)认知障碍的安全风险识别与管理。

8)认知障碍患者认知干预与康复训练技术。

9)认知障碍患者的居家照护。

10)照料者辅导与支持。

11)数字疗法在认知障碍患者中的应用。

12)痴呆患者的全程管理与数据库管理。

13)信息化认知障碍照护与健康管理。

14)认知障碍循证护理。

15)护理科研设计。

(2)专业技能与临床实践课程(15学时)

1)认知障碍的认知、情绪与日常生活活动能力评估。

2)日常生活照护问题的应对技巧。

3)行为精神症状的管理。

4)友好化居住环境的营造。

5)认知障碍认知与康复训练技术的实施。

6)与患者与照料者的沟通技巧。

7)照料者辅导与支持团体活动计划与组织。

8)讨论:患者随访与认知中心管理。

(3)临床进修内容

1)科普宣教活动的设计与组织(实训)。

2)神经心理评估实操。

3)神经心理评估结果的分析与解释(实训)。

4)各种非药物干预方式的临床实践(实训)。

5)认知与康复技术的临床实践(实训)。

6)认知障碍患者个性化干预方案＋全流程管理综合实训(案例)。

7)典型病例讨论及照护(案例)。

8)照料者辅导／照料者家属联谊会(实训)。

9)参与学术会议、学习班、教学查房等活动。

(五)认知中心高级进阶培训

在上述基础培训的基础上,已取得岗位资质的各类人员,参加由核心高级认知中心开设认知障碍及相关疾病的临床诊治、研究与管理进展研修班,举办学术研讨会;参加国内、国际学术论坛及国家级继续教育项目。主要包括但不限于以下内容,培训时间为 15 ～ 20 学时。

1. 临床诊断与治疗进展。

2. 生物标志评测技术进展。

3. 神经心理评估新技术。

4. 认知中心的建设与管理。

5. 脑影像评测新技术。

6. 神经认知障碍及相关疾病临床研究进展。

7. 认知康复训练新技术。

8. 临床队列管理与研究方法。

9. 认知障碍的基础研究进展。

10. AI 与数字技术在神经认知障碍中的研究与应用。

(六)考核与认证

1. 培训学时认证要求　总学分要求不低于 80 学分。基本课程学习包括线上和线下课程,总学时不低于 40 学时(40 学分),其中,线下课程不低于 20 学时(20 学分),各类培训班内容相同的理论课程学分可交叉互认。在高级认知中心的临床进修一般为 2 ~ 6 个月(40 学分),可灵活安排时间。以上培训修满 80 学分后才能参加考核。

2. 考核内容与方式　主要考核认知中心各岗位所需掌握的神经认知障碍的基础理论知识、基本技能和专科实践能力。包括专业理论测试(60 分钟,60 分)、实践技能测试(30 分钟,20 分)及相关工作业绩(20 分)。总分 60 分为合格线。

由认知中心管理办公室培训专家组拟定考核提纲,授权各核心高级认知中心组织理论考核,理论考题由认知中心管理办公室培训专家组提供。考核合格后,由认知障碍疾病专科能力建设项目颁发培训合格证书。

(七)认知照护员培训

主要面向广大基层医疗机构公共卫生人员、养老机构和家庭照护人员,提供有关痴呆和认知障碍相关疾病的基础知识、社区认知障碍筛查、照护技能、沟通与心理支持、安全与应急处理等培训内容,旨在普及和提高上述人员对痴呆和不同类型认知障碍的识别、防治、康复及照护等知识和技能。

1. 培训对象　具有初等及以上文化教育水平,且具备 3 个月及以上患者照护经验的从业人员。

2. 培训形式　线下培训,时长为 2 日(理论授课 1 日,实践操作 1 日),培训总学时不低于 15 学时;临床照护实践 10 日,有 2 个月及以上高级认知中心临床照护实践经历者不作要求;培训和临床实践均由认知障碍疾病专科能力建设项目授权的各高级认知中心组织实施。

(1)理论授课:通过讲座和互动讨论,向认知照护员传授痴呆和认知障碍相关知识和照护技能。

(2)实践操作:组织认知照护员进行痴呆早期识别与筛查技能、照护技能的实践操作练习,如评估演示、模拟照护场景、角色扮演等,以提高其实际操作能力。

(3)案例学习:通过分析真实的认知障碍照护案例、同伴支持和分享,让认知照护员了解不同患者的需求和照护难点,并学习应对策略。

(4)临床照护实践:通过认知障碍患者个案照护,将所学知识和技能运用到临床实际照护工作中。

3. 培训内容

(1)线下基础知识及专业技能培训内容(20学时)(表5-2-1)。

表5-2-1　认知照护员培训线下基础知识及专业技能培训内容

课程框架	课程具体内容	课时/学时
基本知识与技能	痴呆的类型、临床症状及治疗原则	0.5
	认知障碍的早期识别与筛查	0.5
	以人为本的照护理念	0.5
	与认知障碍患者与家属的沟通技巧	0.5
	认知障碍患者健康生活管理	1
	不同程度痴呆患者的照护重点	1
日常生活照护	穿衣、清洁、进食、排泄照护	1
	营养、活动、睡眠照护	1
	服药照护	1
	认知障碍患者日常活动安排和设计	0.5
	情景模拟演练(如何与患者有效沟通)	1
功能训练	运动功能训练	1
	认知训练	1
	日常生活活动能力与社会功能训练	1
安全风险防范	防走失	0.5
	防跌倒/坠床	0.5
	防压疮及其他潜在风险	0.5
	情景模拟演练	1

课程框架	课程具体内容	课时 / 学时
行为精神症状识别与应对	激越行为的诱发因素、预防及应对策略	0.5
	多感官刺激在激越行为管理中的应用	0.5
	愉悦性活动在激越行为管理中的实施	0.5
	抑郁、淡漠等情绪问题应对	0.5
	情景模拟演练	1
环境干预	生活环境设计与调整	1
照料者赋能与支持	缓解照料者压力的实用方法	0.5
	世界卫生组织 iSupport 工具包使用辅导	0.5
	照料者实践经验分享	1

(2)临床实践培训内容：照护痴呆患者 1～2 例，实训日常生活照护、认知与康复功能训练、安全风险防范、行为精神症状管理等各种技能；实训认知障碍早期筛查工具的使用。

4. 培训考核　由认知中心管理办公室培训专家组拟定培训考核提纲，授权各高级认知中心开展培训考核。考核合格发放培训合格证书。

（章军建　孙慧敏）

第三节　认知障碍诊疗中心培训基地建设

认知中心培训基地主要担负其所在区域的认知中心各类专业人员理论和实践培训工作。培训基地主要从核心高级认知中心和部分优质高级认知中心中遴选，综合考量各中心专业能力、师资团队、培训经验、教学设备及教学管理能力等，经培训专家组综合评议认定；遴选过程适当考虑区域分布。

已获认定的认知中心培训基地，每 2 年考核一次，考核的主要指标是学员培训的质量、规模、教学管理及其在区域认知中心建设中的作用。要求每个培训基地 2 年内举办不少于 2 次培训班，培训合格学员及进修生总人数不低于80 人。

　　拟申报培训基地的高级认知中心,经培训专家组初步遴选后给予1～2年的建设考核期,可与核心高级认知中心合作,举办不少于2次培训班,招收培训学员不低于50人,达到培训基地建设要求后,可在2年内申请认知中心管理办公室培训专家组评审认定。

　　各高级认知中心可自行开展面向基层医疗机构公共卫生人员、养老机构和家庭照护人员的培训工作,只需在认知中心管理办公室备案,培训业绩纳入培训基地考核和认证。

(章军建　徐志鹏)

第六章

认知障碍诊疗中心质量管理体系

认知障碍诊疗中心(简称认知中心)的质量管理体系是确保患者获得精准、安全、高效医疗服务的核心。这一体系涵盖了诊疗过程的各个环节,从筛查、诊断到全程管理,都有严格的质量控制和评估机制,旨在为患者提供最佳的医疗服务。

一、质量管理的重要性

随着医疗技术的不断进步和人口老龄化趋势的加剧,认知障碍的发病率逐年上升,对诊疗中心的质量管理提出了更高的要求。

首先,质量管理在认知障碍筛查中发挥着举足轻重的作用。认知高风险人群筛查是认知障碍诊疗的第一步。准确、及时地筛查可以帮助患者尽早发现问题,为后续的诊疗工作打下基础。因此,建立科学的筛查质量管理体系,规范筛查流程,确保筛查结果的准确性和可靠性,对认知障碍的早期发现和干预具有重要意义。

其次,质量管理在认知障碍诊断过程中也占据着重要的地位。诊断是确定患者疾病类型和程度的关键环节,需要借助多种评估工具和技术手段。在这个过程中,质量管理能够确保评估过程的规范性、评估结果的准确性和评估人员的专业性,从而提高诊断的准确性和可靠性。

最后,质量管理在认知障碍患者全程管理中同样不可或缺。全程管理涵盖了患者的治疗、康复、护理等多个方面,需要多学科团队的协作和配合。通过建立健全的质量管理体系,可以规范医疗行为、提高服务质量、减少医疗纠纷,为患者提供全方位、个性化的医疗服务。

认知障碍诊疗质量管理体系的建设旨在提升医疗服务水平,保障患者权益,推动学科发展。具体而言,该体系包括以下几个方面:第一是诊疗流程管理,包括筛查、诊断、治疗等各个环节的规范化和标准化;第二是医疗质量管理,关注医疗服务的及时性、有效性、安全性等方面;第三是人员培训与管理,确保医护人员具备专业的知识和技能;第四是信息化建设与管理,利用现代信息技术提高诊疗效率和质量。

通过认知障碍质量管理体系的建设,可以实现以下目标:首先,提高诊疗服务的准确性和可靠性,降低误诊、漏诊率;其次,优化诊疗流程,缩短患者等待时间,提高诊疗效率;再次,加强医护人员培训和管理,提升医护人员的专业素养和服务意识;最后,推动认知障碍诊疗技术的创新和进步,提高整体诊疗水平。

二、质量管理体系数据管理

在认知中心质量管理体系中,数据上报是一项至关重要的工作。数据上报的主要目的是通过收集和整理认知中心的相关信息,为管理者提供决策依据,促进医疗质量的持续改进。规范、系统地收集和上报数据,不仅能够反映诊疗中心的运行状况和服务质量,还能为政策和决策制定提供有力支持。因此,精心设计数据上报内容十分必要,需确保其既能全面呈现认知中心的工作情况,又能满足不同层级和部门的需求。

1. 数据上报内容设计目的

(1)数据上报有助于梳理本单位的数据质量,形成本单位的有效数据集合。借此可以系统地回顾和分析诊疗中心的运行状况,了解服务质量的优点和不足,为优化管理提供依据。

(2)数据上报有助于与同等级其他医院开展横向比较,不断提升本单位的医疗质量。通过与其他医院的数据进行比较,可以发现本单位在诊疗技术、服务质量等方面的优势和差距,从而有针对性地制订改进措施,提升整体医疗水平。

(3)数据上报有助于形成全国的质控数据集合,对全国的认知障碍开展系统性评价,为政府及卫生行政部门制定相关政策提供数据支撑。通过收集全国范围内的数据,可以全面了解认知障碍的发病情况、诊疗现状,以及存在的问题和挑战,为政府制定相关政策提供科学依据。

2. 数据上报内容　认知中心质量管理体系的上报数据具体涵盖患者基本信息、诊疗过程数据（筛查数据、诊断数据、治疗相关数据）、全程管理数据（转诊数据、长期随访数据）等方面。

(1)患者基本信息：包括姓名、性别、年龄、联系方式、家庭住址等常规信息，以及既往病史、家族病史，尤其是与认知障碍相关疾病的患病情况。这些数据有助于了解患者的患病危险因素，为诊断和治疗提供参考。

(2)诊疗过程数据

1)筛查数据：辖区老年人群认知风险筛查相关数据，如辖区 60 岁以上老年人群单位时间内认知风险筛查例数、辖区单位时间内 60 岁以上老年人总数，以及采用的筛查工具名称和版本等。通过这些数据可以评估认知中心在社区认知障碍风险筛查工作的覆盖程度。

2)诊断数据：包括单位时间内门诊及住院患者各类型认知障碍患者诊断数据；患者神经心理评估数据，即完整测评认知、精神、日常生活能力的病例数，以及各认知域测评及诊断量表的病例数，用于衡量诊断过程的全面性和准确性；检验检查数据，包括特定检验检查项目（如颅脑 MRI 特定序列、甲状腺功能、阿尔茨海默病生物标志物等）的情况，以反映辅助检查对诊断的支持程度。

3)治疗相关数据：包括药物治疗（药物名称、剂量、服用频率等），以及非药物干预中认知训练、生活方式干预、神经调控技术等的使用情况。

(3)全程管理数据

1)转诊数据：包括向上级认知中心转诊的病例数、向下级认知中心转诊的病例数，以此反映诊疗过程中的双向转诊情况，有助于合理分配医疗资源。

2)长期随访数据：包括随访频次信息、治疗方案调整信息、治疗依从性信息（是否按医嘱按时服药、错过治疗的次数和原因等）、病情变化数据（如专业认知评估量表变化信息）以及家庭和社会支持数据（如照料者负担及更换照料者或照料环境等情况）。

三、医疗质量质控指标

在认知中心的质量管理体系中，设定合适的质控指标是评价和优化医疗质量的关键环节。这些指标可以分为核心质控指标和一般质控指标,通过明确各项指标的计算方式,能够客观、全面地反映诊疗中心的运行状况和服务水平。

1. 诊断过程指标　诊断过程是评价认知障碍诊疗效果的基础。其指标包括:

(1)辖区老年人群认知风险筛查率:是指辖区(医院、社区等)60岁以上老年人认知功能筛查比例。

计算公式:辖区老年人群认知风险筛查率 =(辖区60岁以上老年人群单位时间内认知风险筛查例数 / 辖区单位时间内60岁以上老年人总数)× 100%。

单位时间指考核周期,如上一年度;认知风险筛查工具可根据实际情况选取;医院内老年人总数可依托院内信息系统提取,社区老年人总数可从社区管理部门获得。

本指标可以评估认知中心社区认知障碍风险筛查工作的完成度。

(2)患者神经心理评估覆盖率:是指诊断过程中完成完整评估认知障碍患者认知、精神、日常生活能力的比例。

初级指标指完整测评认知、精神、日常生活活动能力的病例数占所有诊断病例数的比例。

计算公式:初级神经心理评估覆盖率 =(完整测评认知、精神、日常生活活动能力的病例数 / 总诊断病例数)× 100%。

高级指标指完整测评认知、精神、日常生活活动能力、各认知域测评及诊断量表的病例数占所有诊断病例数的比例。

计算公式:高级神经心理评估覆盖率 =(完整测评认知、精神、日常生活活动能力、各认知域测评及诊断量表的病例数 / 总诊断病例数)× 100%。

可以评估认知中心疾病诊断技能的可靠性。

(3)检验检查覆盖率:是指诊断过程中相关检验检查占所有诊断病例数的比例。

计算公式分别为:检验检查覆盖率 =(完成某项检验检查项目 / 总诊断病例数)× 100%。

该指标能够反映诊断过程中某项辅助检查的使用情况,有助于提升诊断准确性和减少误诊。根据需要,可设置不同检验检查覆盖率指标,如颅脑 MRI 特定序列(冠状位海马相)检查率,甲状腺功能、同型半胱氨酸水平、性传播疾病指标等的检查率,以及生物标志物检查率等。

(4)住院认知障碍患者规范诊断率:是指单位时间内,使用中国认知障碍的诊断标准进行诊断的住院认知障碍患者数占同期住院认知障碍患者总数的比例。

计算公式:住院认知障碍患者规范诊断率 =(使用中国认知障碍的诊断标准诊断的住院认知障碍患者数 / 同期住院认知障碍患者总数)× 100%。

该指标能够反映医疗机构对于认知障碍规范性诊断的执行情况,有助于提高认知障碍的诊疗质量,为制订适宜的治疗方案提供客观依据。

2. 治疗效果指标 治疗效果是评价认知障碍诊疗质量的核心指标,其计算方式包括治疗有效率、治疗脱落率、不良反应发生率等。这些指标能够全面反映治疗方案的合理性和有效性,为医师调整治疗方案提供依据。

3. 患者全程管理指标 认知障碍病程长,需要长期管理,因此患者的全程管理指标是衡量医疗服务质量的重要方面,具体指标包括:

(1)患者转诊率:是指在诊疗过程中向上级或下级认知中心转诊的患者占所有诊疗病例数的比例,分为向上、向下转诊率。

向上转诊率计算公式:向上转诊率 =(向上级认知中心转诊的病例数 / 总诊疗病例数)× 100%。

向下转诊率计算公式:向下转诊率 =(向下级认知中心转诊的病例数 / 总诊疗病例数)× 100%。

该指标能够反映诊疗过程中的双向转诊情况,对于厘清不同级别认知中心的工作重心、提升认知障碍患者的全程管理水平具有重要意义。

(2)认知障碍患者的早期诊断率:早期诊断是认知障碍患者能得到及时治疗、延缓疾病进展的前提,认知中心应通过各种手段,不断提升认知障碍患者的早期诊断率。

计算公式:早期诊断率 =(诊断为 MCI 及早期痴呆的病例数 / 总诊疗病例数)× 100%。

通过计算早期诊断率,可以反映本中心认知障碍社区筛查及健康宣教水平,提升早期诊断率将为认知障碍的全程管理奠定基础。

4. 质量管理指标 是反映诊疗中心质量管理体系运行情况的重要指标,包括:

(1)质量审核通过率:是指通过质量审核的病例数占所有接受审核病例数的比例。

计算公式:质量审核通过率=(通过质量审核的病例数/总审核病例数)×100%。

这一指标能够反映诊疗过程中的规范性和标准化程度,为优化质量管理流程提供依据。

(2)质量改进措施落实率:是指针对质量审核中发现的问题所采取的改进措施在实际工作中落实的比例。

计算公式:质量改进措施落实率=(已落实的改进措施数/总改进措施数)×100%。

这一指标能够反映诊疗中心对质量问题的重视程度和改进措施的有效性,对于持续提升医疗服务质量具有重要意义。

通过设定并计算这些质控指标,认知中心可以全面了解医疗服务质量的现状和存在的问题,从而有针对性地制订改进措施,提高诊疗质量和服务水平。

四、医疗质量持续改进

在认知中心的质量管理体系中,持续改进是确保医疗服务质量不断提升的关键环节。通过不断优化流程、提升人员技能、应用质量控制工具及定期评估与反馈,可以实现认知中心质量的可持续提升。

完善的质量控制流程是持续改进的基础。该流程通过质控指标自动生成报表,实现对各项质量指标的实时监测和统计。同时,各级认知质控专家组根据数据直报评分标准,每季度对负责医院进行线上评价指导,提供具体的改进建议。此外,认知障碍疾病专科能力建设项目组还会每年组织一次抽查,通过飞行检查和现场评审的方式,对医院的质控工作进行全面评估,并根据质控标准评价打分,提出具体的质控建议。这些建议旨在帮助医院识别存在的问题和不足,从而有针对性地制订改进措施。

加强人员培训与技能提升是诊疗过程改进的关键。根据质控监测的结果,发现认知障碍诊疗过程的薄弱节点,进而通过定期举办培训班、分享会等活动,不断提高医护人员的专业素养和技能水平,更好地应对各种复杂的认知障碍病例。

定期评估与反馈是持续改进过程中的重要环节。认知障碍疾病专科能力建设项目组每年将发布认知中心质控报告,对改进措施的实施效果进行定期评估,了解改进措施是否达到了预期的效果。同时,制订持续改进计划,根据评估结果和新的质控标准,对质量管理体系进行持续优化和完善。

(李　阳)

第七章
认知障碍诊疗中心的其他工作

第一节　科研工作

认知障碍患者需要进行长期随访,通过建立认知中心数据库,可提供集约化信息管理平台,有助于患者监测、建立临床队列,进行多中心科研协作。

一、认知中心数据库建设

推荐核心高级认知中心自主建立数据库,高级认知中心及记忆障碍防治中心可通过数据库联盟的形式加入更高级别认知中心或区域内组建的数据库,进行数据收集及共享。

(一)数据库建设概述

1. 数据管理员及其职责

(1)各认知中心要指定数据管理员负责数据库的运营和维护等工作。

(2)设立管理员账户,负责各研究者端用户申请权限、研究项目审批、数据质控等工作。

2. 数据质控　数据管理员对数据的录入需要进行必要的质控、校验及隐私安全维护。

(1)数据采集过程:制定规范和流程,保证录入的数据类型及内容的准确性,并定期对录入的数据进行检查。

(2)安全性审批:对数据的使用和访问记录进行监控,确保数据不被滥用或泄露。实施严格的访问控制策略,确保只有得到授权的人员才能访问相应数据。

(二)数据库的建立与管理

数据库信息主要包含患者或受试者的病例资料,可来源于住院部、门诊及社区流行病学调查等。数据包括患者的基本信息、主诉、病程、现病史、既往史、知情同意书、随访记录、量表评分等内容。

使用研究者账号登录后可新增研究项目，随后新增病例，可进行数据录入。

1. 录入数据　研究者可针对项目需要设计标准化的病例报告表(case report form, CRF)，以便全面采集数据，建议包含以下内容。

(1)基础信息：必填项应包含姓名、性别、出生日期、联系方式等，其余必填项可根据需求决定。建议包含身高、体重、血压、脉搏、民族、所属地区、详细地址、学历、教育程度、受教育专业、职业、婚姻状况、生育情况、是否独生子女、是否空巢老人、兴趣爱好、运动锻炼情况、饮食结构、体型、吸烟史、饮酒史、睡眠情况等。

(2)病史：除常规内容外，还应重点采集认知障碍史、其他神经系统疾病史，可包含具体症状、是否治疗、药物选择、用药方案、是否停止治疗及疾病控制情况等。

(3)实验室检查

1)常规血液检测项目：如血常规、肝肾功能、心肌酶谱、甲状腺功能及相关抗体、糖化血红蛋白、血糖、电解质、同型半胱氨酸、叶酸、维生素 B_{12}、血清淀粉样蛋白、梅毒血清学检测、HIV 检测等。

2)常规脑脊液检测：如细胞计数、生化分析等。

3)新型生物标志物(推荐有条件的认知中心收集)：T-tau、P-tau181、P-tau217、α 突触核蛋白(α-Syn)、Aβ_{1-40}、Aβ_{1-42}、*APOE* ε4 基因、早老蛋白 1 (presenilin1, *PS1*)基因、微管相关蛋白 tau 蛋白(*MAPT*)基因等。

(4)随访记录：可在数据库中设置随访计划、随访日期，随访周期可根据诊断、病情、病程进行相应调整，退行性疾病所致痴呆患者建议每 3 个月进行随访，轻度认知障碍患者每 3 ~ 6 个月随访 1 次，至少每年 1 次。

随访内容包括评估痴呆严重程度、治疗有效性、治疗依从性及照料者负担等。具体可根据研究者设计项目时的需求选择，如复查认知量表、实验室检查、神经影像学检查等项目，可参考第四章。

(5)认知评估量表：认知障碍专病数据库可收录常见认知评估量表，从而实现计算机端或平板电脑端的量表测评,减少纸质材料的使用,并具有自动化引导语、结果自动化判读等功能,实时上传至数据库,减少了后续的数据整理工作。

常用量表包括蒙特利尔认知评估量表(MoCA)、简易精神状态检查(MMSE)、日常生活活动量表、临床痴呆评定量表(CDR)、阿尔茨海默病评定量表-认知部分(ADAS-Cog)等。

2. 收集数据的基本原则

(1)及时:病例报告表的填写最好能在住院部或门诊面对面进行,以保证及时记录数据。

(2)完整:可先根据研究目的建立结构化的数据表,针对性地进行数据收集。

(3)准确:设计的病例报告表应有较好的可操作性,应尽量采用计量指标。

(三)影像学资料的保存与管理

神经影像是认知障碍病因诊断、治疗的重要技术。数据库可将影像学检查资料进行数字化集成存储,如数据库集成了人工智能自动判读系统,还可在线进行结果判读,协助自动化诊断。

1. 常用影像学技术

(1)磁共振成像(MRI):MRI 扫描序列应包括 MRI-T_1、MRI-T_2、T_2-FLAIR、SWI、DTI 序列等,尤其强调应进行冠状位海马高分辨率序列扫描。

(2)计算机断层扫描(CT):CT 不作为认知障碍患者影像学检查的首选,但在对于有 MRI 禁忌证的患者,如体内有心脏起搏器、金属植入物的患者,以及 MRI 幽闭综合征患者,推荐采集 CT 检查资料。

(3)正电子发射断层成像(PET):建议采集 Aβ-PET、tau-PET、多巴胺转运蛋白显像等数据,应采集原始数据并记录成像条件。

2. 影像学资料管理　建议优先上传医学数字成像和通信标准(digital imaging and communication in medicine,DICOM)类型的原始图像,如有诊断报告,建议一并上传。

(四)生物样本的保存与管理

生物样本在认知障碍精准诊疗中有重要作用,核心高级认知中心建议建立生物样本库,高级认知中心及记忆障碍防治中心可依托上一级中心或区域中心进行样本保存,也可与检验科、病理科等联合进行样本保存。为了保障生物样本的完整性和安全性,需进一步规范生物样本的储存、保管和使用。

1. 样本处理前准备

(1)管理制度:严格的管理制度和完善的标准操作规程(standard operating procedure,SOP)是药物临床试验顺利实施的保证,各中心需要严格制定本单位的管理规范并严格执行。

(2)仪器设备:样本库建议配有4℃冰箱、-20℃低温冰箱、-80℃超低温冰箱、离心机、制冰机、移液器、灭火装置等。

2. 样本入库处理

(1)样本接收:生物样本采集完成后,生物样本采集者应及时将样本递交至样本库。实验室人员对生物样本的入库信息进行核对,包括样本采集者信息(如单位、部门、联系方式)及样本的类型、编码、存储要求等内容,仔细核对信息无遗漏后接收。生物样本采集者或核对者与接收人员均在移接记录本上记录接收时间并签名。

(2)样本标识:每个生物样本都应具有唯一的标识符,如样本编号或条形码。应完成详细的生物样本信息登记,登记内容包括项目负责人姓名、联系方式、样本来源、采集日期、样本类别、数量、存入日期、拟保藏时间、样本盒编码、存储位置、管理员姓名等。需要确保样本标识与记录的准确性和一致性。

(3)样本分装:根据研究项目对样本的不同要求,前期可对生物样本进行合理分装,以避免后续实验分析时多次冻融。分装过程中应遵循无菌操作和标准的质量控制措施,确保样本标识编码与分装后试管的编码相对应。

(4)样本储存、入库

1)应根据样本类型、储存时间及研究目的选择合适的储存温度。选择适合样本类型的储存容器,如冰盒、冻存管、密封袋或液氮罐。应确保容器具有良好的密封性和标识,以避免样本交叉污染和信息丢失。

2)需要长期低温储存的样本应选择旋盖冻存管,防止样本污染和脱水。盛装样本的容器应能承受温度的剧降,能在低温下密封并长期储存。

3)应详细记录每个样本的储存位置(如楼号、房间号、冰箱号、冻存架号、冻存盒号、行号、列号)信息。

4)应严格按照标准入库流程进行样本入库。标准入库操作流程应包括样本入库具体操作、入库情况反馈和异常情况处理等,并做好相关的入库记录。

(五)电生理资料的保存与管理

电生理技术在认知障碍中可用于早期诊断、疾病监测、药物疗效评估和疾病学研究等。

1. 常用电生理资料

(1)脑电图(EEG):包括普通脑电图及视频脑电图,通过记录大脑皮质神经元的电活动,可以捕捉短期认知功能和认知过程中的电生理变化,用于评估认知功能状态、诊断认知障碍和监测疾病进展。

(2)事件相关电位(event-related potential,ERP):如 P300 诱发电位,通过EEG 记录大脑对特定刺激事件的电生理反应,可研究认知过程的时间特性、注意和记忆的变化,为认知功能评估提供客观指标。

(3)脑磁图(magnetoencephalography,MEG):是一种无创性神经影像技术,主要用于认知和脑科学基础研究。通过检测大脑神经无电流的磁场变化,实时记录脑功能活动。

2. 电生理资料的存储注意事项

(1)电生理资料的采集平台差异较大,资料往往需要使用特定的软件打开,在存储资料时建议同步记录仪器型号,并同步保存所需软件。

(2)标记和事件:电生理资料中可能存在与特定事件或标记相关的数据,如刺激呈现、响应时间等。建议将这些标记和事件信息与相应的时间戳关联存储,以支持事件相关的分析和数据检索。

(六)伦理与知情同意

数据收集或数据使用者应该采取适当的方式获得个体参与者的知情同意。知情同意履行的内容和程序应该符合伦理要求。研究者必须向受试者或其法定代理人提供易于理解的并且经伦理委员会批准的知情同意书,并给予受试者或其法定代理人充分的时间考虑本项研究,在从受试者获得签署的书面知情同意书之前,受试者不得入组。在受试者参与期间,将向受试者提供所有更新版本的知情同意书及书面信息。知情同意书应作为临床试验的重要文档保留备查。

二、科研数据的使用与共享

认知中心的数据库中包含丰富的临床信息、神经影像、生物样本资源等重要数据,应规范使用和共享数据库资料,有效保障数据安全和进行严格管理,最大限度地促进数据共享和再利用,为认知障碍的诊断、治疗和研究提供更多有益的信息和支持。

建立数据库后,不仅可在数据库中进行初步的统计分析,还可对患者进行跟踪随访,通过数据库的数据一览表,可直观地监测项目进程,便于项目管理。此外,还可将数据库内收录的完整病例信息进行随机组合,形成新的研究项目。

数据库还为多中心研究提供了便利。

1. 共享协议　确保数据库共享应符合法律法规,并与相关部门达成符合隐私保护规定的数据共享协议。各认知中心之间可通过协作课题的方式补充签订协议,明确合作模式及知识产权归属,在既定的框架下共同使用数据。

2. 安全机制

(1)对于涉及个人隐私和敏感信息的数据,须采取必要的安全措施,保护数据的安全性和隐私性。在共享数据之前,对患者的敏感数据进行匿名化处理。

(2)建立数据审查机制,确保共享数据的合法性、准确性和完整性,防止出现数据失准或失误的问题。数据应定期备份和存档,以防止数据丢失或损坏。

(3)认知中心数据管理员对数据库的安全负责,可通过不同级别的权限建立数据访问限制机制,控制数据的使用范围和权限。

3. 促进合作　通过合作研究项目、数据共享平台等方式,促进不同机构间的数据共享与合作,推动认知障碍领域的科学研究。认知中心鼓励成员之间进行数据共享和交流,以加速科研进展和知识传播。成员可以在合适的平台上分享自己的数据和研究成果,包括学术论文、会议报告等。

(刘　军　廖　旺　吴林展)

第二节　药物临床试验

　　尽管全球科学界和医药产业多年来对阿尔茨海默病(AD)研究投入了大量资源,但痴呆治疗领域的新药研发进展依然缓慢,获批上市的创新疗法屈指可数。这一困局既源于 AD 复杂的多靶点病理机制尚未完全阐明,也受到药物临床试验复杂性和高难度的制约。

　　药物临床试验是评估新药安全性和有效性的必经之路。近年来,越来越多的国内医疗单位主持和参与药物临床试验,为新药的开发作出重要的贡献。各级认知中心积极地参与药物临床试验,不但有利于推动痴呆领域新药的研发、解决痴呆临床"少药"的困局,也有助于提升各单位自身的临床和科研水平。药物临床试验有严格的法律法规要求和规范化的试验流程。了解这些规则,掌握如何科学、有效、依法依规地进行药物临床试验,是参与药物临床试验的前提。目前国内已有成熟的药物临床试验基地和人员的培训项目及考核体系,在参与药物临床试验前,单位和医师均应该完成相应的资格培训和考核,获得资质。本节我们将概括性地介绍进行此类试验所需遵循的基本原则、规章制度、核心的流程步骤及在实践中的注意事项。

一、药物临床试验原则

　　在进行药物临床试验时,需要遵循的三大经典原则为伦理原则、科学性原则、法规原则。这些原则确保了试验的科学性、安全性和伦理性,同时符合药物临床试验质量管理规范(good clinical practice,GCP)和现行的法律法规。

(一)伦理原则

　　伦理原则是临床试验的基石,可确保参与者的权益和安全始终得到优先考虑,而且要优先于对科学和社会获益的考量,不能为保证临床试验的实施而出现违背伦理原则的情况。伦理审查与知情同意是保障受试者权益的重要措施。每一位参与者都应在充分了解试验的目的、过程、潜在风险和可能获益后,自主决定是否参与临床试验,愿意参与临床试验者需要签署知情同意书。试验应保障参与者的隐私,并严格遵循伦理准则,如《赫尔辛基宣言》原则及相关伦理要求,包括不伤害的原则、公平的原则及对个人尊严的维护等。此外,对于特定群体(如未成年人、认知功能受损者)的保护措施应更为严格,确保他们的参与是在更严格的伦理考量基础上进行的,认知中心参与临床试验时应该尤为重视。

(二)科学性原则

药物临床试验必须建立在坚实的科学基础之上,应确保研究设计的合理性、试验方法的准确性及结果的可靠性。这就要求临床研究的全过程,包括计划、设计、实施、数据处理、分析和结果总结各环节都必须遵循严格的科学性原则。例如,试验设计方面要尽可能地遵循生物统计学的4项基本原则,即对照、随机、盲法和可重复。目前,随机、双盲、安慰剂对照试验已经成为药物临床试验的金标准。此外,数据的收集、分析和报告过程中必须遵循严格的科学标准,确保数据的真实性、准确性和完整性。

(三)GCP 与现行法律法规

我国在 2019 年和 2020 年分别颁布了《药物临床试验机构管理规定》和《药物临床试验质量管理规范》,是药物临床试验的最直接指导文件,进行药物临床试验的单位和人员应该重点参照学习。这些规范包含一系列已被国际认可的药物临床试验质量标准和药物临床试验单位的管理准则及准入标准,旨在确保临床试验的科学性、伦理性、规范性,保护参与者的安全和权益,同时确保数据的准确性和可靠性。遵循GCP标准意味着临床试验在计划、实施、监控、记录、分析和报告的每一个环节都必须达到高标准。此外,药物临床试验还必须遵守国家和地区的现行法律法规,这包括药品注册、患者权利、数据保护等相关规定,例如《中华人民共和国药品管理法》《中华人民共和国药品管理法实施条例》《药物注册管理办法》《药物不良反应报告和监测管理办法》等。遵守法律法规不仅是法律要求,也是试验结论获得广泛社会认可和信任的基础。

这些原则不仅是确保临床试验有效性和安全性的基石,也是维护参与者权益、促进医学进步的重要保障。

二、药物临床试验单位规章制度

在前述法律法规的指导下,各药物临床试验参与单位均应建立完备的相关管理制度,以规范的方式落实 GCP 的要求,确保临床试验的合规性、效率和受试者的安全。具体应该包括但不限于以下制度。

1. 防范和处理药物临床试验中受试者损害和突发事件的应急预案　此制度应详细描述在出现受试者损害或其他突发事件时的响应流程,如立即采取的措施、事件的记录和报告程序、相关部门和人员的协调机制。

2. 人员培训制度　确保所有参与临床试验的人员,包括研究者、协调员等,都接受了充分的 GCP 培训及与其职责相关的专业培训,以保证他们能够有效地履行各自的职责。

3. 临床试验运行管理制度　包括临床试验的规划、实施、监控、结束和报告的全过程管理,确保每一步骤都符合 GCP 要求和伦理标准。

4. 试验用药品管理制度　确保试验用药品的储存、分发、使用和回收等环节的管理规范化,以保证药品的质量和受试者的安全。

5. 急救药品管理制度　明确急救药品的种类、储存位置、使用指南和记录要求,确保在紧急情况下可以迅速有效地进行处理。

6. 临床试验相关仪器设备管理使用及维护管理制度　规定仪器设备的采购、验收、使用、维护和报废等全过程管理,以确保试验数据的准确性和可靠性。

7. 实验室检测质量控制管理制度　确保所有实验室检测活动均按照国际和国内相关质量标准进行,以保证检测结果的准确性和重复性。

8. 文件资料归档与保存制度　规定临床试验过程中产生的所有文件和资料的归档要求、保存期限和访问权限,以保证资料的完整性和可追溯性。

9. 临床试验财务管理制度　包括预算编制、资金管理、费用报销等财务活动的规范,以确保临床试验的资金使用合理、透明。

10. 合同管理制度　明确临床试验合作各方的权利、义务和责任,规范合同的签订、执行和变更流程,保障合作双方的合法权益。

11. 受试者检查结果隐私的保护制度　确保所有受试者的个人信息和检查结果得到妥善保护,避免未经授权的访问、使用或泄露。

三、药物临床试验设计

通常药物临床试验设计由试验牵头单位负责,是药物临床试验计划中的核心部分,其质量直接影响到试验的有效性、可行性和可靠性。下面仅简要地介绍进行药物临床试验设计需要考虑的核心要素。

(一)药物临床试验的类型

目前药物临床试验主要是进行新药临床试验(Ⅰ~Ⅳ期),有时也有仿制药生物等效试验、验证性临床试验等。Ⅰ期临床试验是临床药理学毒理学研究,是初步的临床药理学及人体安全性评价试验,观察人体对新药的耐受程度和药物代谢动力学,为制订给药方案提供依据。Ⅱ期临床试验是小规模进行的对新药有效性及安全性作出初步评价的试验,推荐临床给药剂量,通常采用随机盲法对照临床试验。Ⅲ期临床试验是对药物进行全面的疗效评价,进一步验证药物的治疗作用和安全性,评价利益与风险关系。Ⅲ期临床试验一般在3个或3个以上指定的医院同时进行随机对照试验,又称为多中心临床试验。Ⅳ期临床试验是新药上市后,在广泛使用条件下进一步考察药物的疗效和不良反应,评价在普通或者特殊人群中使用的利益与风险关系,以及改进给药剂量等。

(二)选择合适的研究设计

目前药物临床试验的主要模式是随机对照试验(RCT),被视为证明预效果的"金标准"。通过随机分配受试者到干预组和对照组(通常接受安慰剂或标准治疗),可以最大程度减少偏差,提高研究结果的可信度。具体又可以分为平行组设计、交叉设计、析因设计、成组序贯设计等方式。

队列研究:在不适合进行RCT的情况下,可以通过前瞻性跟踪两组(干预组和对照组)人群,研究药物干预与疾病之间的关系。通常用于某些情况下RCT不可行或者长期效果和安全性的评估,以及罕见疾病的研究。

(三)确定研究对象和入选/排除标准

选择正确的研究对象对于确保研究结果的代表性和可靠性至关重要。入选标准明确指出了哪些人符合作为研究对象的条件,通常包括年龄、性别、疾病类型和疾病阶段等。排除标准用于排除可能影响研究结果或增加受试者风险的个体,如特定的并发症、过敏史或使用特定药物的历史。

(四)确定研究的主要和次要终点

主要终点是研究设计用来评估干预效果的主要测量结果,通常是与研究目的直接相关的临床事件,如生存率、病情改善程度等。主要终点的选择原则:易于量化、客观性强、重复性高,是相关研究领域公认的标准。次要终点包括其他重要但非主要目标的测量结果,如检查指标的改善、副作用发生率等,有助于提供更全面的干预评估。

四、药物临床试验流程

药物临床试验的流程是精心设计和严格执行的一系列步骤,旨在确保试验的科学性和伦理性,同时保护受试者的安全和权利。由于绝大部分认知中心基本上作为多中心的参与单位参加临床药物研究,本部分主要介绍与参与单位有关的、需要注意的药物临床试验环节,省略了申请药物临床试验批件、制订试验方案等启动环节。目前新药的Ⅰ~Ⅳ期临床试验均有各自十分成熟的、极为详细的操作流程,在开展试验时可进一步参考。

(一)临床试验准备阶段

各中心首先要审核国家药品监督管理局颁发的药物临床试验批件,确定本单位该项目的负责人,提交试验方案给本研究单位伦理委员会进行审批。在获得本单位伦理委员会批准后,试验才能开始。需要注意的是,试验进行中若更改试验方案,需要重新得到伦理委员会的审批。中心应启动该试验相关培训,培训参与人员熟悉试验流程、方案、访视次数、药物发放、不良反应等信息,对参与试验的人员进行分工和授权(如明确质控员、药品管理员等)。

(二)试验药物的获取、存储与管理

临床试验用药物的全流程管理必须严格执行标准化规范,包括药品的生产、运输、交接、储存、发放、使用、回收及销毁等各个环节。特别需要强调的是,所有试验用药(含对照药品)的流转过程均需完整、实时地追踪记录,确保每位受试者的用药数据可精准追溯、核查与验证。

(三)受试者招募、筛选与纳入

研究团队通过多种渠道宣传试验信息,招募受试者。对有参研意愿的志愿者进行详细的筛选,确保他们符合入选标准、不符合排除标准。在此过程中,充分知情同意并签署知情同意书是必不可少的。研究人员需要向受试者详细解释试验的目的、过程、潜在风险和益处,以及受试者的权利,确保受试者基于

充分理解的基础上作出是否参与的决定。

(四)数据收集、记录和管理

在整个试验过程中,研究团队会收集大量数据,包括受试者的基线数据、治疗期间临床数据、治疗期间生物样本的采集、临床不良事件等。应及时完成病例报告表等试验记录,每一项数据的收集、记录和管理都必须遵循 GCP 的要求进行准确、完整地记录和管理,确保数据的真实性、可靠性、完整性和可追溯性。

(五)监测和中期分析

为了确保试验的质量和合规性,独立的监察员会定期对试验现场进行访视,检查试验是否按照方案和相关法规执行,验证数据的准确性,并确保受试者权益得到保护。对于一些长期进行的试验,可设定中期分析节点,以便早期发现药物的显著效果或不良反应,根据中期分析的结果,必要时可能会调整试验设计,或提前终止试验。

(六)试验结束和数据锁定

当所有受试者完成了试验治疗,并且所有相关数据都已经收集完毕时,研究者会关闭数据收集,进行数据清理和验证工作,锁定数据库,以准备进行最终的数据分析。数据锁定后,数据将不能被修改,以确保分析的准确性和完整性。分中心需要完成负责病例的数据汇总,形成统计报告、总结报告。

以上步骤能够确保药物临床试验符合科学性原则和伦理要求,确保得出的结论真实可靠,能够客观地反映药物的真实疗效,使患者得到的新药的安全性和有效性得到保障。

五、安全性监测

在进行药物临床试验时,安全性监测是至关重要的一环,它直接关系到参与者的健康。这一部分的核心目标是及时发现、记录、评估、报告和管理所有不良事件(adverse event, AE)和严重不良事件(serious adverse event, SAE),以确保参与者的安全。

(一)不良事件和严重不良事件的监测、记录和报告

不良事件是指在临床试验期间,参与者经历的任何不利医疗事件,无论其

是否与试验药物直接相关。而严重不良事件是指任何导致死亡、危及生命、需要住院治疗、导致持久或重大残疾/功能障碍、导致出生缺陷的不良事件。对这些事件的监测开始于临床试验的首次药物投给,直至研究结束,甚至包括后续的安全性跟踪。所有研究人员在每一个项目开始前都需要接受该项目可能相关的不良事件和严重不良事件培训,做到及时记录事件的性质、发生时间、持续时间、严重性、与研究药物的关系、采取的措施及事件的结果。所有记录需要实时更新,并定期通过适当的报告系统报告给监管机构、伦理委员会等。

(二)药物安全性监测计划

为了系统地执行安全性监测,各中心应制订详细的药物安全性监测计划,包括预定义的安全性终点、定期的安全性数据审查、数据收集表格、报告时间表和程序等,以便及时发现任何可能的安全性问题。

(三)应对策略和风险管理

对于发现的每一项安全性问题,研究团队需要制订具体的应对策略和风险管理计划。这可能包括调整剂量、更改入选/排除标准、提供额外的患者教育、增强监测措施或在极端情况下停止研究。

风险管理计划还包括与患者、医疗保健提供者和监管机构的沟通策略,确保所有利益相关者了解潜在的风险和已采取的预防措施。此外,利用风险-效益分析来持续评估药物的安全性与效益平衡,确保临床试验的整体利益最大化。

六、试验结果的解释与发布

(一)数据解释的原则

药物临床试验结果的解释是一个复杂而细致的过程,要确保科学性、真实性和完整性。数据解释需要基于预先设定的统计分析计划,确保分析的准确、可靠。解释时要考虑数据的完整性,包括主要终点和次要终点的结果,以及任何不良事件或异常数据。研究者应避免偏见,对所有数据进行公正无私的分析,确保结果既反映药物的有效性,也展示其安全性风险。

(二)编写和提交研究报告

报告应详细记录试验的设计、方法、统计分析及其结果,同时遵循国际公认的报告准则,如 CONSORT 标准(即临床试验报告的统一标准)。报告的目的是提供足够的信息,使读者能够评估试验的可信度,理解其科学和医疗意义,并在必要时能够复制研究。完成后,报告应提交给参与试验的所有利益相关者,包括参与者、药物研发方和监管机构。

(三)结果的发布

所有试验结果,无论是积极的还是消极的,都应该公开发布,避免发表偏差。同时,研究者应尊重参与者的隐私和保密原则,确保发布的信息中不包含任何可以识别个人身份的数据。

七、质量保证和监督

(一)内部监督和外部审计

质量保证是确保药物临床试验遵循既定标准和规范的关键,包括内部监督和外部审计。内部监督由研究机构的质量监督团队执行,定期检查试验进展和质量控制措施执行情况。外部审计则通常由独立机构或监管机构执行,以确保试验的质量和合规性,特别是对于关键数据的收集、记录和报告。

(二)GCP 的遵守

遵守 GCP 不仅是法律要求,也是确保参与者安全、维护数据完整性和提高试验可信度的基础。所有参与临床试验的人员,包括研究者、监察员、数据管理人员等,都必须接受 GCP 培训,并严格按照 GCP 原则执行所有试验活动。

(三)教育和培训

为了保持药物临床试验的高标准,持续的教育和培训是必不可少的。这包括定期更新的课程,应涵盖最新的临床试验方法、监管政策变化、伦理指南更新等内容。此外,针对特定试验或新兴技术的专项培训也非常重要,以确保团队能够有效地应对该临床试验中的特定问题。

八、注意事项

药物临床试验中面对的挑战和问题是多样且复杂的,从招募足够的受试者到确保试验的伦理和法律合规性,每一步都充满了挑战。

(一)数据质量与管理

1. 常见问题　在临床试验中,收集、管理、分析大量数据的过程中容易出错,这可能导致数据质量问题。

2. 解决策略　实施高质量的数据管理计划,建议使用临床试验电子数据采集系统或类似系统,定期进行数据审计和监察,以确保数据的准确性和完整性。培训研究团队成员使用统一的数据录入标准,减少误差。

(二)受试者招募

1. 常见问题　受试者招募难度大,招募进展缓慢,特别是需要特定人群(如罕见病患者)的试验。

2. 解决策略　利用医院健康宣教平台、社交媒体、患者注册数据库、患者团体等来招募受试者。提供便利措施,如交通服务、在线访视等,以提高参与的便利性和吸引力。

(三)维持受试者参与度

1. 常见问题　受试者在试验中途退出,会导致样本量减少,影响试验结果的可靠性和试验进度。

2. 解决策略　定期与受试者沟通,了解并解决他们的疑虑和问题。提供额外的支持服务,如心理咨询、健康教育等,以增加受试者的满意度和留存率。设置合理的访视时间和灵活的随访计划,以适应受试者的生活习惯。

(四)对安慰剂对照组的参与疑虑

1. 常见问题　在双盲临床试验中,一些参与者对可能被随机分配到安慰剂组感到失望或不满,这可能影响他们的参与积极性,甚至导致他们退出研究。

2. 解决策略　在受试者招募和签署知情同意书过程中,充分解释安慰剂对照组的重要性和科学价值,使参与者理解他们的贡献对于整个研究的重要性。充分解释试验方案的科学性可以保障即便他们服用的是安慰剂也不会引发与不参加试验相比额外的病情恶化。提供额外的支持和激励措施,如定期沟通和反馈、补贴或交通费报销,以增加参与者的满意度和留存率。

(五)跨国临床试验的文化和语言障碍

1. 常见问题　在进行国外牵头的多中心跨国临床试验时,文化差异和语言障碍可能会影响受试者的招募、知情同意过程及数据的准确性。

2. 解决策略 不能机械地翻译试验方案、知情同意书、调查问卷等文件，要确保所有研究材料(如知情同意书、调查问卷等)都经过精确翻译并将语言本土化。

(六)保证参与者遵循研究方案

1. 常见问题 参与者可能会擅自更改服药方案或不遵循研究协议，如增加其他治疗药物，这会影响研究结果的准确性和可靠性。

2. 解决策略 增强与参与者的沟通，增进互信，定期进行教育和提醒，强调遵循研究方案的重要性。在研究开始时和研究过程中，对参与者进行更频繁的随访和检查，以确保他们遵守研究协议。对于不遵守研究方案的参与者，及时进行干预和劝导，帮助他们纠正行为，对于严重违反方案者，尽早退出试验。

鉴于篇幅的限制和 GCP 培训的体系已经十分成熟，本节只是提纲挈领地罗列了药物临床试验的一些核心问题，希望对各中心参与药物临床试验略有帮助。尚未取得药物临床试验资质的中心，应认真参加所在地区组织的 GCP 培训获得资质。各认知中心应积极参与药物临床试验，为认知障碍领域的药物开发贡献力量。

(郑东明)

第三节　公共卫生工作

2019 年，国务院印发《关于实施健康中国行动的意见》，将"到 2030 年，65 岁及以上人群老年期痴呆患病率增速下降"设为结果性指标之一。2024 年国家卫生健康委员会等 15 个部门联合印发《应对老年期痴呆国家行动计划(2024—2030 年)》(以下简称《行动计划》)，《行动计划》要求到 2030 年，痴呆防控科学知识普及率 ≥ 80%，老年人认知功能初筛率 ≥ 80%，老年期痴呆预防、筛查、诊疗、康复、照护综合连续防控体系基本建立，老年期痴呆患病率增速得到有效控制，老年期痴呆友好的社会环境建设取得积极成效。本节围绕《行动计划》的主要任务，介绍痴呆与认知障碍的公共卫生工作重点。

一、公众科普教育

(一)公众科普教育的紧迫性

面对庞大的痴呆患者群体,我国在痴呆的公众意识方面较弱,AD 及其他类型痴呆的诊断率和治疗率较低,对于痴呆危险因素的干预也不足。在 2022 年世界阿尔茨海默病日,《人民日报》健康客户端、《健康时报》和中国老年保健协会阿尔茨海默病分会(ADC)等机构联合发布了《2022 中国阿尔茨海默病与相关认知障碍公众防治知识调研报告》。报告中提到,在患者就诊方式方面,仅有 10.10% 的患者是在体检或认知筛查中被发现有问题后就诊。仅一半的患者在出现记忆减退、健忘或认不出熟人等现象后求医,而 24.80% 的患者在走失或迷路后,34.60% 的患者在出现行为或情绪异常时才前往医院就诊,提示接近 60% 的患者在痴呆的中晚期才就诊。此外,31.10% 的老年人认为只要记得年轻时的事就不可能是痴呆。这些结果提示了公众对痴呆症状尤其是早期症状的识别意识不足,这在老年人群体中尤为严重。

调查显示,公众对"脑血管病可导致阿尔茨海默病提前发病"(正确率80.40%)和"三高人群更易患痴呆"(正确率 78.00%)的认知较为准确。然而,公众对"预防老年痴呆应从老年开始"的认知正确率低于前两题(正确率70.60%),这表明需要进一步加强有关痴呆预防的宣传教育,以提高公众对此的认识。

(二)公众科普教育的对象

研究显示,从儿童时期的教育到老年时期保持适当的社交等生活方式的干预能预防 40% 的痴呆。因此,痴呆公众科普教育不仅局限于中老年人,还应该深入大中专院校等其他群体。

(三)公众科普教育的关键内容

公众对痴呆前期和早期痴呆的表现存在一些误区,普遍对痴呆的治疗持悲观态度,患者及家人有病耻感,应加强对痴呆早期表现、药物及非药物治疗的进步和认知障碍预防的新成果的宣传,要向公众传递"痴呆是可防可治的一种疾病"的理念。此外,对护理人员的培训也非常重要,可助力其提供正确的照护方法。

（四）公众科普教育的途径

可以通过电视、广播、网络和自媒体等多种媒介进行政策宣传、痴呆相关科普知识宣传,在社区、大中专院校、养老机构和老龄办等举办公开讲座、健康教育和义诊活动,提升公众对痴呆的认识。创新宣教形式,利用世界阿尔茨海默病日、重阳节等重大纪念日或节日进行相关科普知识宣传,鼓励各级医疗机构认知中心举办认知障碍患者及其照料者联谊会(病友会),提升患者和照料者自我管理疾病的能力。

二、信息平台服务

各地区应探索搭建信息共享服务平台,提供痴呆科普知识、服务资源获取、疾病管理治疗等信息,或帮助痴呆与认知障碍专业医疗和科研人员获得科学研究信息。信息平台可以通过以下几个步骤实现。

（一）服务内容的确定

确定平台将提供哪些类型的信息和服务,如科普文章、记忆门诊地图、法律支持、康复训练和养老机构等资讯。

（二）资源整合

可以根据各地实际情况,与医院、研究机构、康复中心等合作,收集并验证所需信息,探索与政府公共信息平台等合作发布相关信息和宣传资料的流程。

（三）统一的上报平台

认知障碍疾病专科能力建设项目组构建的认知障碍相关疾病数据上报系统是项目组各级认知中心数据上报的公共平台,将为中国认知障碍相关疾病的临床规范监测和科学研究构建很好的基础,鼓励全国各级认知中心认真、客观地填报。

（四）基本公共卫生工作

我国目前痴呆与认知障碍患者的就诊率较低,尤其是早期主动就诊率更低。信息平台公共卫生工作的重点应包括以下几个方面。

1. 开展科普宣传,提高公众对痴呆及其早期症状的认知。

2. 与社区卫生服务中心、疾病控制中心联合开展早期筛查和干预工作,如在针对老年人的常规体检中加入认知功能测试。

3. 认知障碍专科医护人员制订科学规范的宣传材料,指导社区卫生服务中心和相关机构的健康教育工作。

4. 利用电视、广播、网络等多种媒介传播正确的健康知识,并在重要节日或纪念日组织科普活动,提升公众健康意识。

5. 建立和完善认知障碍防治网络,通过确定认知障碍诊疗的适宜技术和专科建设规范,建立以"核心高级认知中心、高级认知中心和记忆障碍防治中心"为主线,涵盖三级甲等医院到社区卫生服务中心的认知障碍防治网络。

三、其他工作

(一)跨部门合作

认知障碍的防治涉及卫生健康、社会保障、教育和科技等多个领域。建立跨部门合作机制,整合各方资源和专业知识,可以更有效地推进防治工作。

1. 共享医疗记录和信息系统 实施电子医疗记录系统,允许不同部门的医疗团队成员访问和更新患者的健康信息。这样可以提高信息的透明度,减少重复检查和治疗,提高效率。

2. 发展社区资源和支持网络 与社区组织和服务提供者合作,建立支持认知障碍患者和家庭的网络。具体内容包括日常生活支持、法律和财务咨询、心理健康资源和康复服务。

3. 政策倡导和资金支持 促进有关认知障碍的政策制定,争取更多的研究资金和患者照护资源。具体包括公共卫生倡导、研究资助和患者照护方案的资金支持。

(二)利用先进技术

仅依靠认知心理量表筛查认知障碍人群效率较低,评估结果难以同质化,使用先进技术可提高筛查、诊断的效率和准确性。

1. 应用人工智能等现代科技手段,如眼动、步态检查和人工智能交互脑电生理监测技术等,提高筛查的精准度和效率。

2. 利用大数据,开发智能健康管理平台,为患者提供个性化的预防和治疗方案。

3. 利用虚拟现实技术和数字认知训练系统提高认知康复的可及性。

通过这些综合措施的实施,可以有效推进《行动计划》中提出的目标(公众对老年痴呆防控知识知晓率≥80%,接受老年健康管理人群认知功能初筛率≥80%,认知功能初筛阳性人群干预率≥80%),提高认知障碍防治的覆盖率和干预效果,最终改善公众健康水平。

(游　咏)

第四节　照料者支持

随着病情发展,认知障碍患者会越来越依靠照料者。由于疾病的长期性、进展性和不可治愈性,照料认知障碍患者是一项长期而艰巨的任务。照料者支持成为认知障碍全程管理中不可或缺的重要环节。

一、照料者支持的目的与作用

1. 改善照料者心理健康　帮助照料者缓解焦虑、抑郁等不良情绪,增强心理韧性。

2. 提升照料质量　使照料者掌握更丰富的专业知识和技能,优化患者照护方案,例如有效管理和干预患者的异常行为等。

3. 增强照料者的应对能力　使照料者更有信心去解决各种困难和挑战。

4. 促进患者康复　优质的照料有助于稳定患者病情,在一定程度上可能对患者的康复产生积极影响。

二、照料者负担

我国80%的认知障碍患者居住在家中,家庭照料者是患者的主要照料者。家庭照料者是指承担家庭成员长期照料、看护任务的人,包括配偶、子女、兄弟姐妹及其他亲属等,在疾病发展过程中为患者提供广泛的帮助和支持。当患者出现疾病的早期症状时,常会被自己及照料者忽视;疾病发展至中期时,患者的认知能力进一步下降,照料者开始感到照料压力,生理及心理逐渐难以承受;疾病发展至晚期,面对无法辨认家人、排泄失禁、完全丧失自我照料能力的患者,照料者会感觉力不从心,进一步加重照料负担。

1. 身体负担 认知障碍患者的自理能力和社会功能逐步丧失,长时间的照料工作容易导致照料者身体疲劳,出现一系列健康问题。

2. 心理负担 面对患者逐渐加重的症状,照料者往往力不从心,疾病发展的不确定性和走失、跌倒等意外事件的发生加重了照料者焦虑、沮丧和无助等不良情绪。

3. 时间负担 认知障碍的病程长,照料者需要投入大量时间和精力进行照护,导致其工作时间减少甚至放弃工作,照料者的时间负担显著增加。

4. 经济负担 认知障碍的病程长、并发症多、护理费用高等因素会增加家庭经济开支,加重经济负担。

5. 社会负担 照料者可能因忙于照料患者而忽略了自己的社交生活,导致孤独感增强;负性情绪使照料者所承担的多种社会角色形成冲突,加重社会负担。

三、照料者负担调适方法

照料者负担与照料者自身特点、被照料者病情特点及照料环境(家庭现状)等因素有关,具体包括照料者与患者亲缘关系的远近、照料者性别及应对负担的模式、种族文化的差异、患者的行为精神症状、患者的痴呆类型、家庭成员的鼓励和支持等。可有效评估以上因素,实施针对性措施以减轻照料者负担。

(一)有效评估

通过照料者负担量表、照料者紧张指数量表、照料者负担筛选量表等进行评估。

(二)调适方法

1. 心理和社会负担调适

(1)照料者应积极调整对照料工作的态度,学习并掌握有效的压力管理和情绪调节技巧,合理安排时间进行自我关怀和个人兴趣活动。

(2)积极构建以信任为基础的支持网络,包括照料对象、家人及朋友。当照料过程中遇到问题时,照料者应避免将责任归咎于自己,理性看待疾病发展过程中可能出现的挑战。

(3)通过远程心理干预措施,减轻照料者的负性情绪等。可由专业的医护团队向照料者提供网上咨询服务,同时照料者之间可以相互交流。

(4)完善社会支持系统。通过病友会交流和讨论遇到的困难和照料心得,寻求和选择社会支持机构的帮助,照料者可获得一定时间、一定程度的身心放松与休息。

2. 身体负担调适

(1)鼓励照料者关注和保持自身健康。

(2)医师在患者就诊时应当预见性地发现照料者在照料患者中可能存在的问题,在患者就诊的同时访视照料者,以评估其健康状况及可能存在的问题,并根据其健康状况予以适当的医疗建议。

(3)照料者进行有益于身心健康的文体活动,选择营养丰富且自己喜欢的食物等。

(4)提高照料者的疾病相关知识水平和应对技能、优化照料方案,如培训照料者正确地搬运患者的方法。

(5)采用新的科学技术可以改善患者功能状况,进而减少患者对照料者的依赖,如采用搬运系统帮助照料者移动无法行动的患者,减轻照料者体力负担。

(6)提供日间照护与节假日照护服务,使照护者获得休息、放松及娱乐时间,保障其身心健康。

3. 经济负担调适 评估照料者的经济负担及其影响因素,为制定个性化医疗护理方案和保险计划提供依据。通过提升照护技能培训和完善社会保障措施,有效改善照护者的经济状况,减轻其照护负担。

四、多种环境提供照料者支持

1. 家庭环境 家庭成员应关心和支持照料者,分担照料任务,共同应对认知障碍所带来的挑战。

2. 社区环境 社区可提供丰富的支持和服务,如开设认知障碍讲座、举办康复活动等,搭建照料者沟通的平台,促进照料者之间的交流和合作。

3. 机构环境 医疗机构与养老机构合作,打造"一站式"服务站点,结合个性化照护计划及智能监测设备,保障失能失智老人生活质量。

五、照料者支持干预方法

(一)身心干预

1. 认知行为干预疗法　是一种通过改变个体思维和行为方式来改变不合理认知、消除不良情绪和行为的短程心理治疗方法,干预实施时间越长,照料者抑郁症状减少越显著,抑郁水平越低。

2. 社会心理干预　为照料者提供基于心理社会学的专业支持与指导。通过社会心理干预措施,增强照料者自我管理能力,从而提升其整体照护水平。

3. 健康促进干预　以提高照料者的身体健康水平为目标,可与心理干预结合,以达到更优的效果。

4. 行为激活干预　基于行为激活干预模式实施干预,照料者能认识消极情绪,进行更多的积极行为,并不断保持积极行为激活状态,以创造健康的周围环境,最终形成长期的行为模式。

(二)个体化干预

1. 个体化照料支持　可为照料者提供符合其具体条件的知识和实践指导,对于提高照料者照料质量及其自身生活质量均有积极意义。

2. 照料者日记　可对照料过程进行简单记录,涵盖常见的照料操作。照料者日记可作为一种评估照料者反应的工具,同时能够收集照料者内心情绪变化,获得更多关于照料者所面对的困难的信息。

(三)社区干预

1. 建立照料者支持小组　由护士或社区社会工作者开展非正式小组会议,鼓励和引导照料者和与其有相似照料经历的相关人士进行关于照料挑战、照料决策等内容的交流,为照料者提供认知障碍相关知识、情绪支持等帮助。

2. 成人日间照料　由护士或社区工作者主导进行,通过各种娱乐和教育形式的活动,为照料者提供与社会衔接的桥梁,减轻照料负担,改善照料者生活质量。

(四)教育干预

教育干预又称信息干预,是常见的照料者干预方式,可以单一使用,亦可与其他干预方式综合应用。教育干预可使家庭照料者更全面地掌握照料知识和技能,缓解应对压力,同时满足其心理需求,显著减轻焦虑和抑郁症状,促进照料者积极应对疾病,改善照料质量。根据干预实施途径不同,教育干预分为面对面干预、电话和互联网干预。

1. 面对面干预 受时间和空间限制,但干预者在指导和督促过程中更易于取得照料者的信任,确保照料者需求评估和干预内容传达的准确性。

2. 电话和互联网干预 在时间、空间上具有灵活性、隐秘性和反复利用性的特点,更吸引相对年轻和教育程度较高的家庭照料者。根据干预规模的大小,可分为个体干预和群体干预,个体干预更注重照料者个性化需求的满足,6 ~ 10 人的群体干预更有利于参与者间深入交流和互动。

(五)暂托服务

暂托服务又称喘息服务、临时性照料、恢复性护理等,指主要照料人员以外的护理人员为认知障碍患者提供临时护理,使需要暂时休养的弱势家庭获得服务支持,增加照料者的社交机会,有助于增强其继续照料的信心。按照服务方式、服务地点的不同可分为居家暂托服务和机构暂托服务。

1. 居家暂托服务 指正式或非正式的护理人员到患者家中为其提供临时照料。根据服务对象的不同又分为以认知障碍患者为主和以家庭照料者为主的居家暂托服务。以家庭照料者为主的居家暂托服务可根据照料者需求提供相应的培训指导、医疗咨询、支持和短期娱乐项目。

2. 机构暂托服务 又称为非居家暂托服务,指将认知障碍患者送入医院、医养结合机构、养老机构等接受暂时性照料,有利于为身体状况不佳或突发紧急情况者提供有效救助和专业照料。

(六)音乐疗法

由专业音乐治疗师运用音乐元素开展系统性治疗,满足参与者在生理、社交、沟通、情绪、认知及心理等多维度的健康需求。治疗内容包括:组织照护者进行音乐偏好讨论、指导音乐欣赏活动、提供个性化音乐创作建议,以及对旋律编排与和声运用给予专业指导。

(七)同伴支持

同伴支持指有相似经历的人利用自身经验建立移情关系并分享经验,互相提供社会情感支持。通常与其他干预方式结合使用,旨在通过照料者彼此分享个人经历,互相提供建议和资源信息,提高应对能力。家庭照料者在认知障碍患者疾病发展过程中面临各种突发事件,需要长期提供居家照料,社会隔离感增强,无法释放负面情绪及压力,积极的同伴互动能够将照料者的注意力从消极体验转向积极体验,提高照料者继续照料的自信心和生活质量。

六、照料者支持实施形式

(一)医务社会工作

认知障碍医务社会工作者是专门从事认知障碍患者服务和支持的专业人员。他们通过运用社会工作知识、技能和伦理标准,为患者及其家庭提供支持。他们在专业实践中发挥着资源链接者与协调者的作用。医务社会工作搭建了一个由政府、医疗机构、社会组织、企事业单位、患者及家庭等组成的福利多元支持体系,来自不同主体的资源在老年认知障碍群体中有序流动,覆盖了从社区早期筛查、就诊、病程管理到患者及照料者支持的老年认知障碍管理全流程。

1. 社会工作者在照料者支持中发挥的作用

(1)认知障碍社会工作者在支持认知障碍患者及其家庭方面发挥着重要作用。他们具备丰富的专业知识、良好的沟通技巧、同理心与耐心等,同时勇于面对挑战,不断创新服务模式。通过社会工作者的努力,可以为认知障碍患者创造一个更加友善、包容和支持的社会环境,帮助他们更好地融入社会,提高生活质量。

1)整合资源:社会工作者可以充分挖掘周边多种资源和信息,整合资源为认知障碍患者提供服务;可以联合民政部和残疾人联合会等,联动医护团队、社区(居委会、社区卫生服务中心)、基金会等,寻求专业团队和资金等支持。

2)社会倡导:社会工作者在一线开展服务,与社区的熟悉程度较高,有利于充分调动社区资源,在社区中营造良好环境。可通过开展社区宣传、设置服务站点、开展具体活动等方式,营造有利于认知障碍患者生活的氛围和空间,与社区一起探讨社会化解决方案。

(2)在以社会工作者为桥梁的认知障碍全周期、全流程服务体系建构的行动过程中,各福利主体各司其职,发挥重要作用。

1)政府通过政策制定和资源再分配,为实践服务的开展提供引导和规范性原则。

2）医疗机构作为重要的福利主体之一，承担提供医疗资源进行疾病治疗的重要角色。

3）社会组织作为医务社会工作最得力的助手，为认知障碍群体直接提供服务，支持和协助其更好地融入社区。

4）企事业单位也是福利主体的一部分，能够在宣传和倡导认知障碍友好社区建设方面发挥重要力量。

5）患者和家属是整个福利多元支持体系的核心，通过其内在的能量和资源维系整个体系能够良性互动。

2. 社会工作者在照料者支持中的工作内容

（1）支持与服务：为患者及其家庭提供心理支持、信息咨询、资源整合等服务，帮助他们更好地应对认知障碍带来的挑战。

（2）家庭教育与指导：向患者家属传授认知障碍相关知识，指导他们如何与患者有效沟通、进行照料和支持，促进家庭和谐与患者的康复。

（3）社区协调与资源整合：与社区、医院、康复机构等合作，共同为患者提供优质的康复服务和资源，提高患者的生活质量。

3. 社会工作者在照料者支持中的工作技巧　认知障碍社会工作者在实践中需应对多重挑战，包括患者的情绪行为症状、家庭系统冲突以及社会环境障碍等。主要工作技巧包括：

（1）保持冷静与理智：在面对患者的情绪波动和家庭的紧张氛围时，保持冷静和理智，为患者及其家庭提供稳定的心理支持。

（2）强化家庭沟通与协调：促进患者与家属之间的有效沟通，化解矛盾，建立和谐的家庭关系。

（3）倡导社会理解与包容：通过宣传教育和倡导活动，提高社会对认知障碍患者的理解和包容程度，减少歧视现象。

（二）病友会

病友会的建立可以更好地支持认知障碍照料者，提升照料质量。认知中心病友会的参与者除了认知障碍专业的临床医师、护士、认知障碍患者及其照料者，还包括志愿者和社会工作者。病友会可定期开展多种形式的教育活动，促进认知障碍知识的普及,减轻照料者照料负担,促进其身心健康,提高认知障碍患者的生活质量。

1. 病友会在照料者支持中发挥的作用　病友会可使照料者们交流认知障碍的相关知识、照料技巧,促进照料者之间分享照料患者的成功经验和应对困难的方法,通过互相鼓励,帮助照料者树立信心,使其更好地应对照料工作。

通过病友会,可形成一个紧密的互助群体,有助于缓解照料者的孤独感和无助感,促进照料者的身心健康,体现了社会对认知障碍群体及其照料者的关注和支持,有助于营造良好的社会氛围。

2. 病友会在照料者支持中的工作内容　以认知障碍患者生活照料(饮食照料、排泄照料、清洁照料、皮肤照料、睡眠照料)、运动锻炼、认知刺激、认知训练、行为精神症状照料、安全照料(跌倒、走失、危险物品管理等)、用药指导为主要内容。

(1)健康讲座活动:专业医护人员为医院住院患者及其照料者开展相关讲座,普及疾病的防治知识。

(2)心理治疗干预和心理教育干预、患者 - 照料者二元心理干预,多成分干预(教育、技能培训、咨询、团体支持)。

(3)疾病日宣传活动:引起全社会对认知障碍诊疗、护理最新进展的关注。

(4)志愿者服务活动:组织志愿者去探访住院病友。

(5)编写疾病照料知识手册。

3. 注意事项

(1)场地准备:提前安排场地,根据需要进行相关布置,环境尽量安静。

(2)保证安全:评估患者和家属的身体情况是否适合参与病友会,通知值班医师和护士,确保紧急情况可以得到及时处理。

(3)时间安排:如住院患者下午治疗完成后进行病友会更合适。

(三)网络干预

网络干预属于远程干预,在线课堂、网络论坛、视频电话及电话指导是常见干预方法。

1. 提供知识支持　网络视频提供的信息包括认知障碍患者照料知识(疾病知识、照料的技巧等)、照料者自我照料(压力应对、健康生活习惯等),以及当地和国家现有的服务信息等,可以减轻家庭照料者的照料负担。相比于文字信息,照料者更喜欢通过网络视频的方式获取信息。

2. 提供心理支持　基于互联网平台,由专业团队为照料者提供系统化的心理支持服务。通过指导放松训练技巧及开展照料者赋能活动,专业人员可提供个性化建议与情感支持,有效满足照料者需求,降低照料难度,减轻照料压力。

3. 提供互动平台　照料者通过线上同步公开或非同步私聊的方式进行信息交流与互动,包括分享鼓励的话语、各自的护理需求、照料的心理感受等,同步公开方式主要包括发表论坛、参与社交网站等,非同步私聊常表现为私人互发电子邮件或者进行信息咨询服务等。

(乔雨晨)

▌附录

NINCDS-ADRDA 的 AD 诊断标准(1984)

1. 很可能 AD 标准

(1)临床检查有痴呆,并由神经心理测验确定

(2)进行性恶化

(3)意识状态无改变

(4)40 ~ 90 岁起病,常在 60 岁以后

(5)能够排除其他系统性疾病和其他器质性脑病所致的记忆或认知障碍

2. 确定 AD 标准　临床符合很可能 AD 标准,且有病理学证据

3. 支持可能诊断标准

(1)特殊认知功能的进行性衰退(如失语、失认、失用)

(2)影响日常生活活动能力,且有行为的改变

(3)家族中有类似的患者

(4)实验室检查结果:腰椎穿刺压力正常;脑电图正常或无特殊性的改变,如慢波增加 CT 或 MRI 证实有脑萎缩,且随诊检查有进行性加重

4. 怀疑标准

(1)发病或病程中缺乏足以解释痴呆的神经、精神及全身性疾病

(2)痴呆合并全身或脑部损害,但不能把这些损害解释为痴呆的病因

(3)无明显病因的单项认知功能进行性损害

5. 排除 AD 的标准

(1)卒中样发作

(2)病程早期出现局灶的神经系统体征,如偏瘫、感觉障碍和视野缺损等

(3)发病或病程早期出现癫痫或步态异常

6. 为研究方便,可分为下列几型

(1)家族型

(2)早发型(发病年龄 < 60 岁)

(3)21- 三体综合征(唐氏综合征)型

(4)合并其他变性疾病,如帕金森病等

注:AD,阿尔茨海默病;NINCDS,美国国立神经疾病与交流障碍及卒中研究所;ADRDA,阿尔茨海默病及相关疾病协会。

IWG-1 诊断标准(2007)

很可能 AD(probable AD)标准:符合 1,同时具有 2 中的一条或以上

1. 核心条件　早期突出的情景记忆损害,包括以下 3 点

(1)患者本人主诉或知情者报告的记忆障碍,缓慢起病,逐渐进展,持续 6 个月以上

(2)检查发现情景记忆明显损害的客观证据:常表现为回忆障碍,而且在有效编码的前提下,线索提示或再认不能够明显改善这种回忆障碍或使之正常

(3)在 AD 的早期或随着疾病的进展,情景记忆障碍单独存在或与其他认知异常并存

2. 支持条件

(1)内侧颞叶萎缩:应用感兴趣区体积定量或肉眼体积定量技术,患者颅脑 MRI 显示海马、内嗅皮质、杏仁核萎缩(与年龄匹配的常模比较)

(2)脑脊液标志物异常

1)$A\beta_{1-42}$ 水平降低,T-tau 蛋白或 P-tau 蛋白水平增高,或者三者同时存在

2)其他以后将发现的标志物

(3)特征模式的 PET 功能影像

1)双侧颞顶叶葡萄糖代谢减低

2)将来被确认有效的新型配体,包括匹兹堡 B 复合物(PIB)或 2-(1-{6-[2-^{18}F- 乙基](甲基)氨 }-2- 萘 - 乙叉)丙二腈(^{18}F-FDDNP)等显示患者脑内存在 AD 病理改变

(4)患者为已被证实的常染色体显性遗传 AD 家系的直系成员

3. 排除标准

(1)病史

1)突然起病

2)早期出现以下症状:步态异常、癫痫、行为异常

(2)临床特征

1)局灶性神经系统体征,包括偏瘫、感觉障碍、视野缺损

2)早期出现的锥体外系体征

(3)其他可以解释患者记忆障碍和相关症状的疾病

1)AD 以外的痴呆

2)抑郁

3)脑血管病

4)中毒和代谢性疾病(可能需要特殊的检查)

5)MRI FLAIR 加权像或 T_2 加权像显示与感染或血管病变一致的内侧颞叶异常

注:AD,阿尔茨海默病;Aβ,β 淀粉样蛋白;FLAIR,液体衰减反转恢复;IWG,国际工作组织。

IWG-2 典型 AD 诊断标准(2014)

符合 1,同时具有 2 中的一条或以上

1. 特定的临床表型　存在早期显著的情景记忆损害(孤立存在或伴随其他认知行为改变,提示轻度认知障碍或痴呆综合征),具备以下临床特征

(1)患者本人主诉或知情者报告的记忆障碍,缓慢起病,逐渐进展,持续 6 个月以上

(2)基于对 AD 具有高度特异性的情景记忆检查,如在有效编码前提下的线索提示或再认,证实了的海马型遗忘综合征的客观证据

2. 体内阿尔茨海默病病理证据

(1)脑脊液内 $Aβ_{1-42}$ 降低合并 T-tau 蛋白或 P-tau 蛋白水平升高

(2)Aβ-PET 显像剂滞留增加

(3)携带有 AD 常染色体显性遗传致病突变(*PSEN1*、*PSEN2*、*APP*)

3. 排除标准

(1)病史

1)突然起病

2)早期出现以下症状:步态异常、癫痫、突出的行为异常

(2)临床特征

1)局灶性神经系统症状和体征

2)早期出现的锥体外系体征

3)早期出现的幻觉

4)认知波动

(3)其他可以解释患者记忆障碍和相关症状的疾病

1)AD 以外的痴呆

2)抑郁

3)脑血管病

4)中毒、炎症和代谢性疾病(可能需要特殊的检查)

5)MRI FLAIR 加权像或 T_2 加权像显示与感染或血管病变相关的内侧颞叶异常

注:AD,阿尔茨海默病;Aβ,β 淀粉样蛋白;PET,正电子发射断层成像;FLAIR,液体衰减反转恢复;IWG,国际工作组织。

IWG-2 非典型 AD 诊断标准（2014）

1. 必须同时符合（1）和（2）两条

（1）特征性的临床表型：具有 1）～ 4）之一

1）后皮质变异型 AD

A. 枕颞叶变异型：早期、突出、进行性的对物体、符号、词语、面孔的视觉感知或视觉识别功能障碍

B. 双侧顶叶变异型：早期、突出、进行性的视空间功能障碍、格斯特曼综合征（Gerstmann syndrome）的症状、巴林特综合征（Balint syndrome）的症状、肢体失用或忽视

2）logopenic 变异型原发性进行性失语：早期、突出、进行性的单个词取词障碍、句子复述障碍，语义、语法、运动语言能力相对保留

3）额叶变异型 AD：早期、突出、进行性的行为变化，包括淡漠、行为失抑制或者认知评估显示突出的执行功能障碍

4）唐氏综合征：唐氏综合征患者出现痴呆，表现为早期出现行为变化、执行功能障碍

（2）体内存在 AD 病理证据（下列 3 点之一）

1）脑脊液中 $A\beta_{1-42}$ 水平降低和 T-tau 蛋白或 P-tau 蛋白水平升高

2）Aβ-PET 显示显像剂结合增加

3）常染色体显性 AD（*PSEN1*、*PSEN2*、*APP*）

2. 非典型 AD 排除标准（需要进行其他检查，如血液检测、颅脑 MRI，排除导致认知障碍或痴呆的其他原因或伴随疾病）

（1）病史

1）突然起病

2）早期突出的情景记忆障碍

（2）存在其他可以解释相关症状的医学情况

1）抑郁

2）脑血管病

3）中毒、炎症、代谢异常

注：AD，阿尔茨海默病；Aβ，β 淀粉样蛋白；PET，正电子发射断层成像；IWG，国际工作组织。

2018 年 NIA-AA AD 诊断研究框架

生物标志表型	认知功能分期		
	无认知障碍（CU）	轻度认知障碍（MCI）	痴呆（dementia）
A–T–（N–）	AD 标志物正常伴 CU	AD 标志物正常伴 MCI	AD 标志物正常伴痴呆
A+T–（N–）	临床前 AD 病理改变伴 CU	AD 病理改变伴 MCI	AD 病理改变伴痴呆
A+T+（N–）/A+T+（N+）	临床前 AD 伴 CU	AD 伴 MCI	AD 伴痴呆
A+T–（N+）	AD 病理改变伴有可能的非 AD 病理改变伴 CU	AD 病理改变伴有可能的非 AD 病理改变伴 MCI	AD 病理改变伴有可能的非 AD 病理改变伴痴呆
A–T+（N–）/A–T–（N+）/A–T+（N–）	非 AD 病理改变伴 CU	非 AD 病理改变伴 MCI	非 AD 病理改变伴痴呆

注：AD，阿尔茨海默病。

知情同意书(范例)

项目名称:

版本号:V1.0

版本日期:20××年××月××日

尊敬的受试者:

我们邀请您参加×××医院伦理委员会审查和批准开展的"项目名称"研究。

本知情同意书将提供给您一些信息以帮助您决定是否参加此项临床研究,您参加本项研究完全是自愿的,且您的决定不会影响您在本院的正常诊疗权益和待遇。若您选择参加本研究,研究团队将在研究过程中尽力保证您的安全和权益。

请您仔细阅读,如有任何疑问请向负责该项研究的研究者提出。

一、研究背景意义及研究目的

1. 背景意义(包括国内外研究进展)。

2. 研究目的。

二、研究过程

该部分应当包含但不仅限于以下内容:预期参加受试者人数、研究过程、相关干预手段(涉及药物的研究需要写明药物的用法用量、频率、途径等信息)、随访次数、相关的检查、可能被分配到试验的不同组别等情况。(例如:如果您同意参与这项研究,我们将对您进行编号,建立病历档案。在研究过程中,我们需要采集您的样本。本研究需要采集您的静脉血共多少次,每次多少毫升;或留取尿液多少毫升,共需多少次。您的样本仅用于本研究。)

三、可能的风险及相应的措施

尽量详细描述研究存在的风险及可能带给受试者的不适。(例如:您的样本采集将严格按照无菌要求操作,可能会有一些非常小的风险,包括短暂的疼痛、局部青紫,少数人会有轻度头晕,或极为罕见的针头感染。)此外,还包括药物和手术等干预措施相关不良事件等。

四、预期获益

描述受试者参与该项研究的获益情况。个人获益如疾病得以好转、病痛减轻、获得与自身健康相关的知识、反馈相关检查结果等。社会受益如研究者获得对疾病或干预方式的新认知,例如,疾病的起因、发展和影响,改进预防、诊断和治疗干预措施等。(例如:您可能无法从本研究直接获益。但是,您提供的数据将为该疾病的研究提供有益信息,有助于研究者进一步了解该疾病的发病机制及进一步探究疾病相关的治疗方案,最终为您今后的诊疗及相同的病患带来获益。)

五、替代治疗

除了本研究的治疗方法,描述临床上其他的治疗方法。

六、研究费用

1. 需要清楚写明,与临床常规相比,参与本研究是否增加受试者额外的检查或事项,这些事项是否会增加额外的费用,这些费用由谁承担。

2. 试验期间获得的免费诊疗项目和相关补助,包括试验用药物/器械及各类检查是否免费,是否提供交通补偿、营养补偿等,补偿金额、发放形式及频率。

七、损伤的赔偿与处理

若有保险,可予以说明。若无保险则需要写明,若发生与研究相关的损害如何处理,受试者是否能获得赔偿、如何赔偿。(例如:若发生研究相关损害,我们将会为您提供及时救治。)

八、保密性

如果您决定参加本项研究,您参加试验及在试验中的个人信息和相关资料均属保密。您的××样本将以研究编号数字而非您的姓名加以标识。可以识别您身份的信息将不会透露给研究小组以外的成员,除非获得您的许可。所有的研究成员和研究申办方都被要求对您的身份及信息保密。您的档案将保存在有锁的档案柜中,仅供研究人员查阅。为确保研究按照规定进行,必要时,政府管理部门或伦理审查委员会的成员按规定可以在研究单位查阅您的个人资料。这项研究结果发表时,将不会披露您个人的任何资料。

九、自愿性

您可以选择不参加本项研究,或者可以在任何时候通知研究者要求退出研究,您的数据将不纳入研究结果,您的任何医疗待遇与权益不会因此而受到影响。

如果您需要其他治疗,或者您没有遵守研究计划,或者发生了与研究相关的损伤,或者有任何其他原因,研究人员可以终止您继续参与本项研究。

十、受试者义务

作为受试者,您有以下职责:如实提供有关自身病史及当前身体状况的真实情况;告知研究人员自己在本次研究期间所出现的任何不适;不得服用或者饮用受限制的药物、食物等(知情同意书中需详细列出受限制的药物和食物名称);告诉研究人员自己最近是否曾参与其他研究,或目前正参与其他研究。

十一、联系方式

您可以随时了解与本研究有关的信息资料和研究进展,如果您有与本研究有关的问题,或您在研究过程中发生了任何不适与损伤,您可以随时与研究人员联系(×××医师,手机号××××××××××,×××医院××号楼××楼)。

如果您对作为一名参加研究的受试者的权益有任何疑问,请联系×××医院伦理委员会(××××-××××××××)。

知情同意书签署页

我已经阅读了本知情同意书。

我有机会提问而且所有问题均已得到解答。

我理解参加本项研究是自愿的。

我可以选择不参加本项研究,或者在任何时候通知研究者后退出而不会遭到歧视或报复,我的任何医疗待遇与权益不会因此而受到影响。

如果我需要其他治疗,或者我没有遵守研究计划,或者发生了与研究相关的损伤或者有任何其他原因,研究人员可以终止我继续参与本项研究。

我将收到一份签过字的"知情同意书"副本。

受试者姓名(正楷):＿＿＿＿＿＿＿＿＿＿＿

受试者签名:＿＿＿＿＿＿＿＿＿＿

联系方式:＿＿＿＿＿＿＿＿＿

日期:＿＿＿＿年＿＿＿＿月＿＿＿＿日

如涉及弱势群体,还需要增加以下部分:

受试者因无行为能力等原因不能签署知情同意的,或受试者为未成年人的,由其法定代理人(监护人)签署。

法定代理人(监护人)签名(正楷):＿＿＿＿＿＿＿＿＿＿＿

同受试者关系:＿＿＿＿＿＿＿＿＿

联系方式:＿＿＿＿＿＿＿＿＿

日期:＿＿＿＿年＿＿＿＿月＿＿＿＿日

我已准确地将这份文件告知受试者,他/她准确地阅读了这份知情同意书,并证明该受试者有机会提出问题。我证明他/她是自愿同意的。

研究者姓名(正楷):＿＿＿＿＿＿＿＿＿＿＿

研究者签名:＿＿＿＿＿＿＿＿＿＿

联系方式:＿＿＿＿＿＿＿＿＿

日期:＿＿＿＿年＿＿＿＿月＿＿＿＿日

推荐阅读文献

[1] 2030 脑与类脑计划变性病痴呆多模影像诊断标准及分子影像技术研究课题组 , 上海市衰老与退行性疾病学会衰老与认知障碍分会 . 痴呆及相关认知障碍的神经影像学诊断专家共识 (2023 年版). 诊断学理论与实践 ,2024,23(01):30-39.

[2] 国家老年医学中心 , 中华医学会老年医学分会 , 中国老年保健协会糖尿病专业委员会 . 中国老年糖尿病诊疗指南 (2021 年版). 中华糖尿病杂志 ,2021,13(1):14-46.

[3] 霍尔茨埃梅 , 麦克唐纳 . 经颅磁刺激临床指南 . 栗克清 , 张云淑 , 译 . 北京 : 人民卫生出版社 ,2018.

[4] 贾建平 , 崔丽英 . 神经病学 . 北京 : 人民卫生出版社 ,2019.

[5] 贾建平 , 龚敏 . "认知单元"是适合我国认知障碍疾病临床实践的诊疗模式 . 中华医学杂志 ,2020,100(9):645-647.

[6] 吕传真 , 周良辅 . 实用神经病学 .5 版 . 上海 : 上海科学技术出版社 ,2021.

[7] 田金洲 , 解恒革 , 王鲁宁 , 等 . 中国阿尔茨海默病痴呆诊疗指南 (2020 年版). 中华老年医学杂志 ,2021,40(3):269-283.

[8] 汪昕 , 董强 . 神经病学 .4 版 . 上海 : 上海科学技术出版社 ,2022.

[9] 徐俊 , 石汉平 . 阿尔茨海默病脑健康营养干预专家共识 . 中国科学 (生命科学),2021,51(12):1762-1788.

[10] 中国痴呆与认知障碍诊治指南写作组 , 中国医师协会神经内科医师分会认知障碍疾病专业委员会 .2018 中国痴呆与认知障碍诊治指南 (二):阿尔茨海默病诊治指南 . 中华医学杂志 ,2018,98(13):971-977.

[11] 中国痴呆与认知障碍诊治指南写作组 , 中国医师协会神经内科医师分会认知障碍疾病专业委员会 .2018 中国痴呆与认知障碍诊治指南 (九):中国记忆障碍门诊建立规范 . 中华医学杂志 ,2018,98(21):1653-1657.

[12] 中国痴呆与认知障碍诊治指南写作组 , 中国医师协会神经内科医师分会认知障碍疾病专业委员会 .2018 中国痴呆与认知障碍诊治指南 (十一):非阿尔茨海默病痴呆的治疗 . 中华医学杂志 ,2020,100(17):1294-1298.

[13] 中国痴呆与认知障碍诊治指南写作组 , 中国医师协会神经内科医师分会认知障碍疾病专业委员会 .2018 中国痴呆与认知障碍诊治指南 (一):痴呆及其分类诊断标准 . 中

华医学杂志 ,2018,98(13):965-970.

[14] 中国老年医学学会高血压分会 , 北京高血压防治协会 , 国家老年疾病临床医学研究中心 . 中国老年高血压管理指南 2023. 中华高血压杂志 ,2023,31(6):508-538.

[15] 中国医师协会神经内科医师分会 , 认知训练中国指南写作组 . 认知训练中国指南(2022年版). 中华医学杂志 ,2022,102(37):2918-2925.

[16] 中华医学会放射学分会磁共振学组 , 北京认知神经科学学会 . 阿尔茨海默病 MR 检查规范中国专家共识 . 中华放射学杂志 ,2019,53(08):635-641.

[17] 中华医学会老年医学分会 , 高龄老年冠心病诊治中国专家共识写作组 . 高龄老年冠心病诊治中国专家共识 . 中华老年医学杂志 ,2016,35(7):683-691.

[18] 中华医学会老年医学分会 , 郝秋奎 , 李峻 , 等 . 老年患者衰弱评估与干预中国专家共识 . 中华老年医学杂志 ,2017,36(03):251-256.

[19] 中华医学会老年医学分会老年神经病学组 , 记忆门诊操作规程撰写专家组 . 记忆门诊标准操作规程指南 . 中华老年医学杂志 ,2015,34(8):819-828.

[20] AGARWAL P, LEURGANS S E, AGRAWAL S, et al. Association of Mediterranean-DASH intervention for neurodegenerative delay and Mediterranean diets with Alzheimer disease pathology. Neurology,2023,100(22):e2259-e2268.

[21] BOLLER F, FORBES MM. The behavioral neurology of dementia .2nd ed. Cambridge University Press, 2016.

[22] BOLTZ M, GALVIN J E. Memory clinics and care management programs. Berlin: Springer,2016.

[23] CHASE H W, BOUDEWYN M A, CARTER C S, et al. Transcranial direct current stimulation: a roadmap for research, from mechanism of action to clinical implementation. Mol Psychiatry,2020,25(2):397-407.

[24] CHEN K L, XU Y, CHU A Q, et al. Validation of the Chinese version of Montreal cognitive assessment basic for screening mild cognitive impairment. Journal of the American Geriatrics Society,2016,64(12):e285-e290.

[25] GREENBERG D A, AMINOFF MJ,SIMON RP. Clinical neurology .11th ed. McGraw-Hill Education, 2021.

[26] HAMPSTEAD B M, LENGU K, GOLDENKOFF E R, et al. Noninvasive brain stimulation as a rehabilitation tool for cognitive impairment//BROWN G G, KING T Z, HAALAND K Y, et al. APA handbook of neuropsychology: neuroscience and neuromethods. Washington: American Psychological Association,2023:449-472.

[27] HUANG S Y, LI Y Z, ZHANG Y R, et al. Sleep, physical activity, sedentary behavior, and risk of incident dementia: a prospective cohort study of 431,924 UK Biobank participants.

Mol Psychiatry ,2022,27(10):4343-4354.

[28] HUANG Y Y, QIAN S X, GUAN Q B, et al. Comparative study of two Chinese versions of Montreal cognitive assessment for screening of mild cognitive impairment. Applied Neuropsychology. Adult,2021,28(1):88-93.

[29] ISMAIL Z, BLACK S E, CAMICIOLI R, et al. Recommendations of the 5th Canadian Consensus Conference on the diagnosis and treatment of dementia. Alzheimers Dement,2020,16(8):1182-1195.

[30] JIA J P, ZHAO T, LIU Z J, et al. Association between healthy lifestyle and memory decline in older adults: 10 year, population based, prospective cohort study. British Medical Association,2023,380:e072691.

[31] KNOTT V, LABELLE A, JONES B, et al. Quantitative EEG in schizophrenia and in response to acute and chronic clozapine treatment. Schizophr Res,2001,50(1-2):41-53.

[32] LEFAUCHEUR J P. Transcranial magnetic stimulation. Handbook of Clinical Neurology,2019,160:559-580.

[33] LIVINGSTON G, HUNTLEY J, SOMMERLAD A , et al. Dementia prevention, intervention, and care: 2020 report of the Lancet Commission. The Lancet,2020,396(10248):413-446.

[34] MENDEZ M F, CATANZARO P, DOSS R C, et al. Seizures in Alzheimer's disease: clinicopathologic study. J Geriatr Psychiatry Neurol,1994,7(4):230-233.

[35] PAN F F, WANG Y, HUANG L, et al. Validation of the Chinese version of Addenbrooke's cognitive examination Ⅲ for detecting mild cognitive impairment. Aging & Mental Health,2022,26(2):384-391.

[36] ROPPER AH, SAMUELS MA, KLEIN JP, et al. Adams and Victor's principles of neurology. 12th ed. McGraw-Hill Education,2021.

[37] VAN DYCK C H, SWANSON C J, AISEN P, et al. Lecanemab in early Alzheimer's disease. N Engl J Med,2023,388(1):9-21.

[38] WU W Q, DING D, ZHAO Q H, et al. Dose-response relationship between late-life physical activity and incident dementia: a pooled analysis of 10 cohort studies of memory in an international consortium. Alzheimers Dement,2023,19(1):107-122.

[39] ZHANG Y, CHEN S D, DENG Y T, et al. Identifying modifiable factors and their joint effect on dementia risk in the UK Biobank. Nat Hum Behav,2023,7(7):1185-1195.